CONTRIBUTION A L'ÉTUDE

DU

TRAITEMENT DU TÉTANOS

ÉTUDE COMPARÉE
DES DIFFÉRENTS MODES D'INTRODUCTION DANS L'ORGANISME
DE L'ANTITOXINE TÉTANIQUE

PAR

Le Dr Louis LEMONNIER

ANCIEN EXTERNE DES HOPITAUX DE PARIS ET DE LA MATERNITÉ DE BOUCICAUT

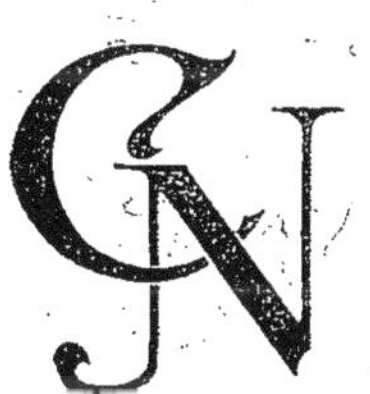

PARIS

ANC^{ne} LIBRAIRIE G. CARRÉ ET C. NAUD

C. NAUD, ÉDITEUR

3, RUE RACINE, 3

1901

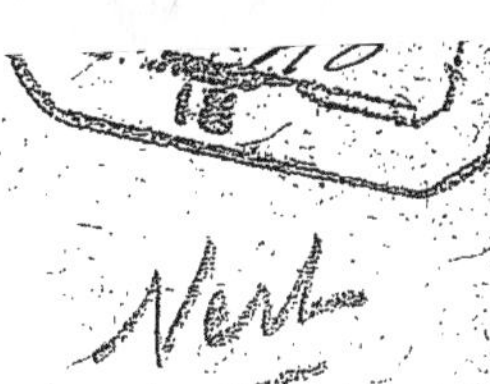

CONTRIBUTION A L'ÉTUDE

DU

TRAITEMENT DU TÉTANOS

ÉTUDE COMPARÉE
DES DIFFÉRENTS MODES D'INTRODUCTION DANS L'ORGANISME
DE L'ANTITOXINE TÉTANIQUE

PAR

Le Dʳ Louis LEMONNIER

ANCIEN EXTERNE DES HOPITAUX DE PARIS ET DE LA MATERNITÉ DE BOUCICAUT

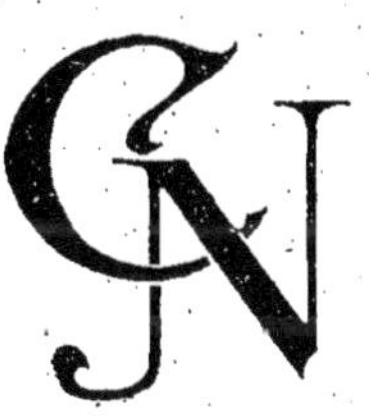

PARIS

ANCⁿᵉ LIBRAIRIE G. CARRÉ ET C. NAUD

C. NAUD, ÉDITEUR

3, RUE RACINE, 3

1901

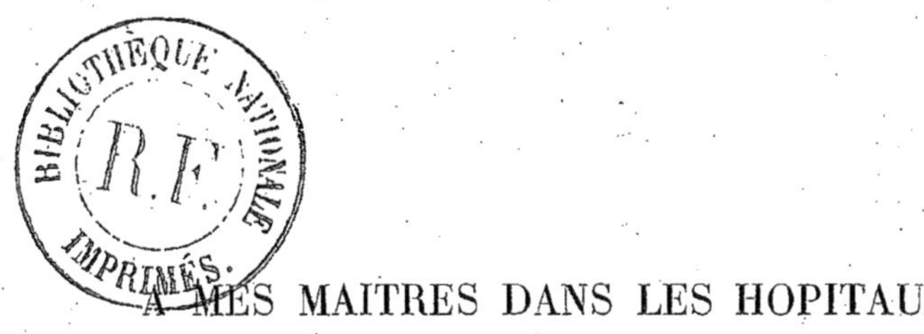

A MES MAITRES DANS LES HOPITAUX

A MON PRÉSIDENT DE THÈSE

MONSIEUR LE PROFESSEUR LANDOUZY

MEMBRE DE L'ACADÉMIE DE MÉDECINE

INTRODUCTION

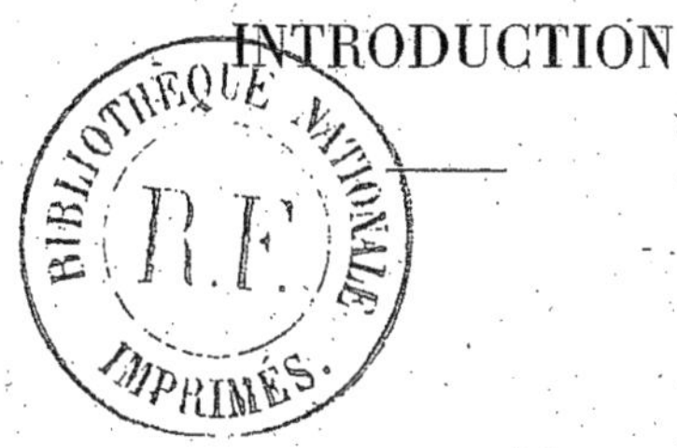

Au cours de nos études médicales, nous avons eu l'occasion d'observer deux malades atteints de tétanos. A ce
sujet, nous avons entendu peser et discuter par nos maî-
tres ces angoissants problèmes :

Existe-t-il un traitement rationnel du tétanos?

La sérothérapie curatrice a-t-elle quelque valeur ou
n'agit-elle au contraire que dans les cas favorables dont
l'évolution spontanée paraît devoir aboutir à la guérison ?

En admettant qu'elle soit efficace, comment et à quelle
dose convient-il de l'employer?

Quelles voies d'introduction doit-on choisir?

Existe-t-il, enfin, à côté du traitement sérothérapique
des médicaments qui puissent lui être opposés?

Sur tous ces points, les avis sont partagés.

Les uns regrettent l'usage du sérum qui ne possède,
d'après eux, qu'une action préventive et ne saurait être
d'aucune utilité, lorsque la maladie est déclarée. D'autres,
au contraire, préconisent son emploi, mais n'admettent

son action qu'autant qu'il est porté directement au contact de la substance nerveuse par la méthode des injections intracérébrales.

Certains auteurs ne font, durant tout le cours de la maladie, qu'une ou deux injections de 10 ou de 20 centimètres cubes; d'autres déclarent que, pour être efficace, le sérum doit être employé à des doses massives et ne reculent pas devant des injections quotidiennes de 100 et même de 150 centimètres cubes; d'autres, enfin, abandonnant complètement toute tentative de sérothérapie, ont recours à des traitements nouveaux, basés sur des conceptions théoriques que nous aurons l'occasion d'exposer : telle la méthode de Baccelli, telle la méthode des injections de substance nerveuse.

Séduit par l'intérêt théorique et par l'importance pratique de cette question, nous avons résolu de consacrer notre thèse inaugurale à l'étude de ces divers modes de traitement. Loin de nous la prétention d'apporter ici la solution définitive du problème et de dicter la conduite à tenir en présence d'un cas de tétanos. Nous voulons seulement, par l'étude des résultats publiés, essayer de montrer ce qu'a pu donner chacune des méthodes actuellement employées, et dans quelle mesure on peut espérer, grâce à elles, enrayer la marche de la maladie.

Dans cet exposé, la part la plus importante sera faite à la sérothérapie curative du tétanos, qui, malgré ses détracteurs, paraît être actuellement la méthode de choix. Nous aurons à étudier successivement et à comparer entre eux les résultats fournis par les divers modes d'introduction du sérum : voie sous-cutanée, la plus ancien-

nement et la plus fréquemment employée, voie intracérébrale, voie sous-arachnoïdienne, voie intraveineuse. Ces
deux dernières méthodes, rarement usitées jusqu'à présent et dont la valeur thérapeutique n'est pas encore
déterminée d'une manière précise, retiendront tout spécialement notre attention.

Mais avant d'aborder l'étude de la sérothérapie, nous
consacrerons la première partie de ce travail à l'étude du
traitement non sérothérapique : traitement ancien, méthode de Baccelli, traitement opothérapique.

Nous aurons à voir, enfin en terminant, dans quelle
mesure il est possible d'associer ces diverses médications,
et quel espoir on peut fonder sur leur action combinée.

Arrivé au terme de nos études médicales, nous tenons
à adresser nos remerciements à ceux qui furent nos maî-
tres dans les hôpitaux :

A MM. Brunon, Cauchois et Gargam, dans les services
desquels nous avons passé à Rouen nos trois premières
années de médecine ;

A M. le Pr Cornil ;

Enfin, à ceux dont eûmes l'honneur d'être l'externe :
à M. Brun, auquel nous sommes redevable de toutes nos
connaissances en chirurgie infantile ; à M. Siredey dont
les leçons de clinique interne et de gynécologie médicale
nous ont été précieuses ; enfin à M. Doléris que nous re-
mercions vivement, tant de son excellent enseignement si
clair et si précis que de la bienveillance qu'il nous a té-
moignée.

Nous tenons à remercier M. R. Oppenheim, interne

des hôpitaux, de l'extrême obligeance avec laquelle il a bien voulu mettre à notre disposition ses connaissances sur le traitement du tétanos.

Que M. le Pr LANDOUZY veuille bien agréer l'hommage de notre reconnaissance pour l'honneur qu'il nous fait en acceptant la présidence de cette thèse.

PREMIÈRE PARTIE

LES TRAITEMENTS NON SÉROTHÉRAPIQUES

CHAPITRE PREMIER

TRAITEMENT ANCIEN

La thérapeutique du tétanos fut longtemps purement symptomatique, il était difficile qu'il en fût autrement puisque l'agent spécifique n'était pas connu.

Dès qu'il fut déterminé, dès qu'on eut pu isoler les poisons qu'il sécrétait, il devenait facile de prévoir que l'on arriverait rapidement à créer pour cette affection un traitement spécifique.

Malgré la découverte de ce traitement, il y a bien peu de médecins qui, en présence d'un cas de tétanos, n'ajoutent pas à la médication spécifique le traitement symptomatique. C'est que dans le tétanos, plus, peut-être, que dans toute autre affection, ce traitement symptomatique a une importance considérable. S'il n'a aucune influence sur la cause réelle de l'affection, il a le grand avantage de contribuer d'une manière très efficace à atténuer les symptômes qui traduisent l'intoxication à laquelle est en proie le tétanique. En diminuant leur intensité, en rendant plus rares les accès de contractures si pénibles, le traitement symptomatique arrive à procurer au malade une augmentation de sommeil, une diminution des douleurs, une alimentation plus facile. Enfin, la diminution de l'acuité des symptômes amènera en même temps une amélioration de l'état moral du tétanique.

L'importance de ce traitement, la faveur dont il jouit à juste titre, nous oblige donc à en parler. Nous ne nous attarderons pas à le décrire, ce serait sortir du cadre que nous nous sommes tracé.

L'hydrate de chloral est le médicament par excellence. Il ne donne des résultats qu'à très hautes doses. On le donne aux doses quotidiennes de 10, 15 et 20 grammes ; Wise (1) dans un cas en a donné jusqu'à 30 grammes pendant plusieurs jours de suite. On peut l'administrer soit par la bouche, soit en lavements, soit en injections intraveineuses ou sous-cutanées.

Les deux premiers modes d'administration sont les meilleurs. S'il est vrai que les injections de chloral puissent faire cesser très rapidement les accidents aigus (cas de Hobbs et Cruchet) (2), il n'en est pas moins vrai que dans certains cas où les solutions étaient sans doute trop concentrées, on a créé des abcès. Mathieu (3) dit à ce sujet que le chloral étant caustique, il faut, si l'on veut l'employer par la voie sous-cutanée, le diluer fortement. Cette méthode a donné des succès entre les mains de Lauri, Salter, Bouchard, etc.

---

(1) WISE. *British med. Journal*, 1900, n° 1406.
(2) *Journal de méd. de Bordeaux*, 1900, XXX, p. 518.
(3) *Dictionnaire de Dechambre*, article Tétanos.

D'après les expériences de Roux sur des lapins, le chloral aurait une action stupéfiante sur les cellules nerveuses, ce qui diminuerait leur résistance vis-à-vis de la toxine.

Ajoutons que les faits cliniques ne semblent pas ici être d'accord avec l'expérimentation (1).

Après le chloral, viennent en seconde ligne la morphine et les bromures ; ce sont les médicaments les plus employés.

Vient ensuite une longue liste d'agents thérapeutiques, on peut dire que tous les analgésiques, tous les hynoptiques, tous les antispasmodiques et même les fébrifuges ont été employés avec plus ou moins de succès.

Citons le chloroforme qui en inhalations a soulagé les malades dans les cas où les crises devenaient subintrantes ; l'antipyrine qui entre les mains de Cavina et de Ventulori aurait donné de bons résultats ; le curare, l'aconit, la paraldéhyde, l'hyosciamine, le camphre, le musc, etc. Enfin on a employé la saignée et, avec plus de raison et plus de succès, les bains chauds.

Le traitement local consiste à désinfecter la plaie où s'élabore la toxine. Le bacille de Nicolaïer étant anaérobie, il faudra largement ouvrir, même si la cicatrisation est faite ; il faut mettre à l'air toute la plaie et enlever les corps étrangers.

Jacob (2) a montré que la cautérisation était une méthode mauvaise parce que l'escarre ainsi produite empêche l'action de l'oxygène de l'air sur le bacille. D'autre

---

(1) Bazy. *Société de chir.*, 5 juin 1901.
(2) Jacob. *Medical News*. Philadelphie, 1900, LXXVI, p. 1039.

part, il ne faut pas trop se fier à l'action des antiseptiques chimiques, car le germe infectieux présente une grande résistance à ces agents. Tizzoni conseille les lavages prolongés d'eau phéniquée à cinq pour cent additionnée d'acide chlorhydrique à la dose de cinq pour mille, il conseille également le nitrate d'argent à un pour cent. Roux recommande l'eau iodée. Verneuil avait proposé l'huile iodoformée et les injections hypodermiques de solutions phéniquée ou iodée à la périphérie de la région atteinte.

La difficulté que l'on éprouve à détruire le bacille de Nicolaïer a été cause de la faveur dont jouit le traitement chirurgical auprès de beaucoup de médecins. Larrey l'avait préconisé, et actuellement la plupart des médecins en sont partisans; le Pr Berger (1) l'a fréquemment défendu. Nocard a signalé que, chez les chevaux qui deviennent tétaniques à la suite de l'amputation de la queue, on voit cesser les accidents si l'on ampute plus haut.

Les statistiques donnent d'ailleurs raison au traitement chirurgical. Pendant la guerre de Sécession, le traitement médicamenteux seul donnait une mortalité de 90 pour 100; par le traitement chirurgical, on n'avait que 65 pour 100.

Enfin, on a proposé d'agir sur les nerfs, soit par la névrotomie, qui aurait donné entre les mains de Poncet 47 pour 100 de mortalité et entre celle de Letiévant 37 pour 100; soit par l'élongation des nerfs, qui donne environ une mortalité de 80 pour 100, méthode très mauvaise que condamnent Forgue et Reclus.

____

(1) BERGER. *Bull. de l'Acad. de méd.*, 1892.

Et maintenant, qu'il nous soit permis de jeter un coup d'œil sur les statistiques anciennes où l'on employait le traitement symptomatique, accompagné ou non du traitement chirurgical.

Dans le tableau suivant, nous avons réuni les statistiques de divers médecins étrangers.

Rose.	Incubation de moins de 10 jours.. . .	96,7 °/₀	de mortalité.
	Incubation de plus de 10 jours. . . .	75	—
	Statistique globale.	85,8	—
Mathieu, sur 2 034 cas.		88	—
Behring.	80 à	90	—
Friedrich (1838), sur 253 cas.		50,9	—
Curschmann (1889), sur 912 cas..		44,6	—
Hobart (1869-1893). Statistique de l'armée autrichienne, sur 209 cas.		34	—
Worthington (1884-1894), sur 68 cas..		41	—

Nous n'avons pas voulu faire figurer dans ce tableau la mortalité chez les blessés en temps de guerre, il y a là des circonstances spéciales qui font d'une maladie assurément très grave une maladie presque à coup sûr fatale. C'est ainsi que dans la guerre d'Amérique, la mortalité tétanique a monté à 95,2 pour 100.

Si nous faisons la moyenne des diverses statistiques, nous trouvons que le traitement symptomatique donne une proportion d'environ 61 pour 100 de mortalité. Ce chiffre est un peu inférieur à celui proposé par Vaillard (65 à 70 pour 100). Nous adopterons le chiffre de 65 pour 100 qui nous semble se rapprocher le plus de la vérité.

CHAPITRE II

TRAITEMENT DE BACCELLI

La méthode proposée par Baccelli en 1887 pour le traitement du tétanos consiste à injecter sous la peau, toutes les deux, trois ou quatre heures, de $0^{gr},02$ à $0^{gr},04$ d'acide phénique, afin d'arriver à en injecter de $0^{gr},35$ à $0^{gr},72$ par jour.

Baccelli se basait en proposant cette méthode sur les propriétés de l'acide phénique, qui agit comme modérateur du pouvoir réflexe, comme antithermique et comme microbicide.

La pratique ne tarda pas à donner raison à l'inventeur de la méthode et peu à peu l'usage de ce nouveau mode de traitement se répandit de plus en plus. En 1897, Zéri(1) publia 26 cas de tétanos sans aucun cas de mort. En 1898, Ascoli (2) ajouta sept nouvelles observations, ce qui porta le nombre des cas à 33, dont 32 guérisons.

Actuellement, il existe près de 70 cas publiés où les malades furent soumis à cette méthode. Presque toutes ces observations sont italiennes ; nous ne connaissons qu'une

---

(1) ZÉRI. *Supplemento al Policlinico*, 1897.
(2) ASCOLI. *Bull. de l'Acad. roy. de méd. de Rome*, 1897-98, fasc. 4.

observation française de tétanos traité par la méthode de Baccelli, c'est l'observation de X. Delore (1), que nous reproduisons plus loin (Obs. I).

La méthode ne semble pas avoir d'inconvénient grave. On emploie des solutions dont le titre varie entre 2 et 5 pour 100. Les injections d'acide phénique sont bien supportées par les malades, elles sont peu ou pas douloureuses. Les injections se pratiquent plus ou moins loin du siège de la blessure, cela ne semble pas avoir grande importance.

Dans le cas où elles seraient mal supportées, Baccelli conseille d'ajouter à la solution d'acide phénique un peu de morphine. Suivant la gravité des cas, suivant l'état d'amélioration ou d'aggravation que l'on observe, on diminue ou on augmente les doses d'acide phénique, soit en faisant varier le titre des solutions, soit en espaçant ou en rapprochant l'intervalle de temps compris entre chaque injection. Mais en général, il est inutile, même dans les cas très graves, de dépasser la dose de 0^{gr},72 d'acide phénique par jour. Fioroli conseille d'aller jusqu'à trois grammes, mais avec une semblable dose le traitement devient dangereux.

L'organisme semble très bien supporter l'acide phénique en injection ; c'est ainsi qu'il n'est pas rare de voir des cas où le traitement fut continué sans interruption pendant 30 et même 40 jours, ce qui donne un total de 12 à 16 grammes d'acide phénique injecté au malade pendant le cours de sa maladie, en prenant comme moyenne

---

(1) X. Delore. *Gazette des hôp.*, 1900, n° 100.

la dose journalière de o^{gr},40. Malgré ces doses énormes
d'acide phénique, les lésions rénales sont rares et même
il n'est pas très fréquent de voir les urines présenter la
coloration brun noirâtre.

Tout récemment, Montebelli (1) a rapporté l'histoire
de trois cas de tétanos guéris par la méthode de Baccelli;
on trouvera l'une de ces trois observations résumée plus
loin (Obs. II).

Dans ces cas, Montebelli a donné à ses malades, pendant tout le temps auquel ils ont été soumis aux injections
d'acide phénique, une dose journalière de 25 grammes de
sulfate de soude, ainsi que le conseille Réale dans ses
recherches sur l'élimination de l'acide phénique par
l'organisme.

Grâce à la présence de sulfate de soude, il se trouve
dans l'économie de l'acide sulfurique en excès; or, on
sait que l'acide phénique se transforme dans l'organisme,
et spécialement dans le foie, en un phéno-sulfate alcalin,
combinaison inoffensive; la présence d'acide sulfurique
en excès favorise donc cette combinaison et l'on évite
ainsi les phénomèmes d'intoxication. Pour introduire de
l'acide sulfurique en excès dans l'organisme, on pourra
donner soit du sulfate de soude, soit de la limonade sulfurique suivant qu'il existera de la constipation ou de la
diarrhée. Montebelli croit que c'est grâce à l'absorption
journalière de sulfate de soude que l'un de ces malades a
pu supporter pendant 40 jours une dose quotidienne de

(1) MONTEBELLI. *Supplemento al Policlinico*, VII, 1901, fasc. 14,
p. 429-431.

0^{gr},65, ce qui fait un total de 26 grammes d'acide phénique. Le malade n'a présenté aucun signe d'altération rénale,
ni de coloration noirâtre des urines.

Si nous examinons les statistiques, nous trouvons dans
le travail d'Ascoli un cas de mort pour 32 guérisons, soit
une mortalité de 3,03 pour 100.

Nous avons recherché toutes les observations de tétanos
où cette méthode fut employée, nous avons trouvé depuis
le travail d'Ascoli 36 cas nouveaux. R. Simonini en cite
onze (ce sont ceux de Tiengo, Zanotti, Wittorangeli,
Pascaletti, Bussi, Pienna, Flaval, Woods, Pieraccini,
Natoli, Piacotti, Simonini) : sur ces onze cas, il y eut dix
guérisons, seul le malade de Pascoletti mourut.

De notre côté, nous avons relevé les cas de Delore (1)
(*guérison*), Perricone et Sappupo (2) (*guérison*), S. de
Rossi (3) (*guérison*), Salvioli (4) (*mort*), Favero (5)
(*mort*), Loglio (6) (*mort*), Dal Bello (7) (*guérison*), Dal
Monte (8) (3 *guérisons*), Montebelli (9) (3 *guérisons*),
Montalti (10) (*guérison*), Benvenuti (11) (*guérison*) ; ce

---

(1) X. Delore. *Gazette des hôp.*, 1900, n° 100.

(2) Perricone et Sapuppo. *Supplemento al Policlinico*, 1900, VI, p.
931-936.

(3) S. de Rossi. *Supplemento al Policlinico*, 1900, VI, p. 929-931.

(4) Salvioli. *Riforma medica*, 1901, II, n° 46, 24 mai 1901.

(5) Favero. *Gazzetta degli Ospedali et delle Cliniche*, 1900, n° 24.

(6) Loglio. *Supplemento al Policlinico*, 1900, VI, p. 938.

(7) Dal Bello. *Supplemento al Policlinico*, 1900, VII, fasc. 7, p. 209.

(8) Dal Monte. *Supplemento al Policlinico*, 1901, VII, fasc. 19,
p. 592.

(9) Montebelli. *Supplemento al Policlinico*, 1901, VII, fasc. 14,
p. 429-431.

(10) Montalti. *Policlinico*, 1901, VII, fasc. 29, p. 918.

(11) Benvenuti. *Supplemento al Policlinico*, 1901, VII, fasc. 10.

qui fait un total de 15 cas dont 12 guérisons et 3 morts. Si nous additionnons tous ces chiffres, nous arrivons à un total de 69 cas dont 5 morts, soit une mortalité de 7,3 pour 100. Nous n'avons pas tenu compte dans cette statistique des cas où le traitement de Baccelli a été associé à la sérothérapie (*cas de Hayes, de Kocher*).

Si la majorité des cas traités par cette méthode ne rentre pas dans la catégorie des tétanos aigus, il n'en est pas moins vrai qu'il y a quelques cas graves où le traitement de Baccelli parut sauver le malade : tels sont les cas de Perricone et Sapuppo (*incubation de 6 jours*), dont nous reproduisons plus loin l'observation (Obs. III) et de S. de Rossi (*incubation de 8 jours*). Dans les trois observations de Montebelli, les malades guérirent sans autre traitement que celui de Baccelli.

Mais puisque cette méthode donne de si beaux résultats, incontestablement supérieurs aux résultats obtenus par les autres méthodes, pourquoi son usage ne s'est-il pas répandu en dehors de l'Italie et pourquoi, même en Italie, de nombreux médecins lui préfèrent-ils le traitement sérothérapique ?

A notre avis, la faute en est aux promoteurs de la méthode. Ascoli, dans son travail que nous avons déjà cité plusieurs fois, dit qu'il est nécessaire de publier tous les cas heureux où la méthode de Baccelli aura été employée.

Loglio (1) demande avec plus de raison qu'on recherche avec soin tous les cas négatifs, afin de pouvoir établir une statistique exacte ; c'est aussi l'avis de Perricone et

______

(1) Loglio. *Loco citato.*

Sapuppo (1). Ce qui a empêché la méthode de faire plus
d'adeptes, c'est qu'en Italie on n'a pas toujours publié
avec autant d'exactitude les cas de mort que les cas de
guérison ; les partisans de cette méthode sont ainsi arrivés
à donner des statistiques trop belles : Ascoli donne en
1898, comme nous l'avons vu, 3,03 pour 100 de mortalité, et de notre côté nous ne trouvons encore qu'une mortalité de 7,3 pour 100. Ces statistiques évidemment trop
belles ont mis en garde contre cette méthode un grand
nombre de médecins italiens et la presque totalité des
médecins des autres pays, c'est pourquoi l'on ne se sert
pas en dehors de l'Italie de ce traitement ; les trop fervents
adeptes de cette méthode l'ont ainsi desservie, croyant la
servir, et une fois de plus le vieux proverbe qui dit :
« *Qui veut trop prouver ne prouve rien* » avait raison.

Cependant, nous croyons que cette méthode présente
des avantages réels ; nous ne croyons pas qu'elle puisse
guérir les tétaniques profondément intoxiqués, mais nous
sommes d'avis qu'elle peut dans des cas graves concourir
à la guérison et dans les cas moins graves abréger la
durée de la maladie.

Nous ne croyons pas, et c'est d'ailleurs l'avis de plusieurs médecins italiens, que l'acide phénique puisse
enrayer la marche de la maladie dans les cas très graves,
dans les cas où l'incubation aura été courte et la marche
de l'affection rapide ; nous ne le croyons pas, parce qu'alors
les doses d'acide phénique à injecter devraient être telles

---

(1) PERRICONE et SAPUPPO. *Loco citato.*

que l'on risquerait de faire mourir le malade en l'intoxiquant.

Mais en dehors de ces cas, où d'ailleurs tout traitement quelqu'il soit est le plus souvent impuissant, nous pensons que la méthode de Baccelli devrait être associée à la sérothérapie afin d'augmenter les chances de guérison. En tout cas, c'est un traitement qui, s'il ne repose pas sur des bases aussi scientifiques que la sérothérapie, mérite malgré cela d'être pris sérieusement en considération.

CHAPITRE III

TRAITEMENT OPOTHÉRAPIQUE

L'idée d'injecter chez les tétaniques une émulsion de substance cérébrale découle des expériences de Wassermann et Takaki (1).

L'expérience fondamentale consiste à injecter à une souris un mélange intime composé d'émulsion de substance cérébrale (ou médullaire) et d'une dose mortelle de toxine tétanique ; la souris ainsi injectée ne meurt pas, alors que meurt la souris témoin qui a recu la même dose de toxine seule.

On pile un cerveau de cobaye normal et on y ajoute 10 centimètres cubes d'eau salée ; un centimètre cube de cette émulsion mélangé avec de la toxine tétanique neutralise in vitro jusqu'à dix doses mortelles et atténue soixante doses mortelles pour une souris.

La substance nerveuse a rendu la toxine inoffensive. La moelle est moins active que le cerveau. De plus, Wassermann et Takaki prétendaient que la substance nerveuse avait un pouvoir préventif et curatif et ils apportaient

---

(1) WASSERMANN et TAKAKI. *Berliner klinische Wochensch.*, 1898, nº 5.

à l'appui de leurs dires le résultat d'expériences faites sur les animaux. Ils pensaient que la cellule cérébrale contenait une antitoxine capable de se combiner avec la toxine.

L'expérience fondamentale est exacte, mais les conséquences qu'ils en ont tirées sont fausses. Si donc les cellules cérébrales renfermaient une antitoxine capable de neutraliser la toxine tétanique, l'injection intracérébrale de toxine ne devrait pas créer le tétanos. Il faut pour que la toxine devienne inactive qu'il y ait contact intime (comme dans le broyage) de celle-ci avec la substance cérébrale : c'est une condition indispensable à la réussite du phénomène. D'autre part, A. Marie a montré que l'animal auquel on injecte simultanément, mais sur deux points différents du corps, l'émulsion et la toxine prend le tétanos d'une façon aussi rapide et aussi intense que le témoin (1).

Metchnikoff (2) a démontré qu'il n'y avait pas neutralisation de la toxine par la prétendue antitoxine contenue dans les cellules cérébrales, mais que la substance nerveuse, et avec elle la toxine qui y est fixée, était aussitôt après l'injection rapidement envahie par les phagocytes et incorporée par eux. D'ailleurs, d'autres expériences (3) ont permis de séparer mécaniquement la matière cérébrale de la toxine. Il n'y avait donc pas eu destruction de la

---

(1) A. Marie. *Annales de l'Inst. Pasteur*, 1898, p. 93.

(2) Metchnikoff. *Annales de l'Inst. Pasteur*, 1898, p. 263.

(3) V. Knorr. *Munschne mediçinische Wochenschrift*, 1898, n° 12, p. 187.

toxine par une antitoxine, car la toxine ainsi séparée restait aussi virulente qu'elle l'était, avant d'avoir été mélangée à la substance nerveuse.

Mais nous n'aurions pas parlé de toutes ces expériences qui sortent du cadre de notre sujet, si l'expérience de Wassermann et Takaki n'avait donné naissance à un mode de traitement, qui consiste à pratiquer des injections de matière cérébrale diluée dans un certain volume d'eau distillée.

Krokiewicz a été le plus fervent adepte de cette méthode ; ce fut lui qui en fit avec succès la première application à l'homme en 1898. Ce nouveau mode de traitement fut employé par Kadyi, Polen, Schrann, Mori et Salvolini, Zupnik, Schuster. Sur les 10 cas que nous avons pu réunir, nous avons trouvé 8 guérisons et 2 morts, soit une mortalité de 20 pour 100.

Parmi les cas de tétanos traités par ce procédé, la plupart ont trait à des tétanos peu intenses. Nous n'avons pas trouvé d'observation française ; il y a donc lieu de penser que les injections d'émulsion de substance cérébrale n'ont jamais été employées dans notre pays.

Après ce que nous ont démontré les expériences si concluantes de Metchnikoff et de Marie nous croyons inutile d'insister sur la valeur de cette méthode qui n'a même pas le mérite d'être inoffensive, puisque, dans un certain nombre d'observations, on signale la formation d'abcès dans les régions où ont été pratiquées les injections.

DEUXIÈME PARTIE

LE TRAITEMENT SÉROTHÉRAPIQUE

CHAPITRE PREMIER

GÉNÉRALITÉS SUR L'ANTITOXINE

C'est à Richet et Héricourt que revient l'honneur d'avoir signalé les premiers le pouvoir préventif du sang des animaux rendus réfractaires contre une septicémie spéciale qu'ils ont étudiée.

En décembre 1890, Behring et Kitasato (1) firent paraître un premier mémoire dans lequel ils exposèrent le résultat de leurs recherches au sujet de la guérison du tétanos animal par les injections de sérum d'animaux immunisés. Ils purent conférer l'immunité au lapin en lui inoculant des cultures en bouillon de bacilles de Nicolaïer suivies d'injections de trichlorure d'iode. Ils tirèrent de leurs expériences les conclusions suivantes :

1° Le sang d'un lapin rendu réfractaire au tétanos est capable de détruire les toxines du tétanos ;

2° Cette propriété peut se démontrer par le sang

---

(1). BEHRING et KITASATO. *Deutsche medicinische Wochensch.*, 1890, n° 49.

extrait des vaisseaux et pour le sérum débarrassé de toute cellule qui en provient ;

3° Cette propriété est si durable qu'elle persiste même après la transfusion dans l'organisme d'autres animaux ; elle permet ainsi un traitement de l'affection ;

4° Cette propriété manque dans le sang d'animaux non réfractaires et le poison tétanique peut se retrouver après leur mort dans le sang et les autres humeurs.

Quelques jours après, dans le numéro suivant du même journal, Behring publie un travail analogue sur la diphtérie et, croyant ne s'être pas suffisamment expliqué dans son travail avec Kitasato, il conclut entre autres choses : « Les souris ne sont pas seulement rendues réfractaires elles-mêmes par la transfusion du sang de lapins réfractaires, non seulement elles n'éprouvent pas d'accidents tétaniques si, aussitôt après l'infection, elles reçoivent dans le péritoine du sang de lapin réfractaire, mais elles peuvent même être guéries par la transfusion quand les accidents sont déjà très accentués... Quant à la possibilité d'une guérison dans les cas suraigus, il ne peut en être question. »

Tizzoni et Catani (1), en 1891, vaccinent les animaux en leur injectant de petites doses successives de cultures vivantes. Ils arrivent ainsi à conférer l'immunité en agissant avec prudence.

Ces auteurs confirment entièrement les conclusions de Behring et Kitasato.

------

(1) Tizzoni et Cattani. *Archives ital. de biol.*, mars 1891.

Vaillard (1), la même année, utilise les propriétés
vaccinantes des cultures filtrées, c'est-à-dire la toxine ;
puis il la rend inoffensive en la chauffant à 60°, 55° et 50°.
On injecte des quantités massives de toxine chauffée, puis
ensuite des doses graduellement progressives de toxine
active. Ses conclusions s'accordent également avec celles
de Behring et Kitasato, sauf en ce qui concerne la durée
de l'immunité qui, d'après lui, diminue peu à peu pour
disparaître à partir du 15° jour.

En août 1891, Kitasato fait une communication au
Congrès d'Hygiène de Londres où il maintient ses conclusions.

En 1892, Roux et Vaillard mélangent de l'iode à la
toxine, imitant ainsi la méthode de Behring et Kitasato ;
le mélange d'iode à la toxine fait perdre à celle-ci une
grande partie de ses propriétés nuisibles sans être caustique.

La même année, Brieger, Wassermann et Kitasato
imaginèrent un procédé qui consiste à faire soit des cultures tétaniques dans de l'extrait de thymus (ces cultures
sont asporogènes et très peu toxiques), soit à mélanger
l'extrait de thymus à la culture filtrée du tétanos, faite
dans le bouillon ordinaire et très toxique ; l'extrait de
thymus détruit peu à peu la toxicité de la culture. En se
servant de ces mélanges après deux jours, à des doses
progressivement croissantes, on peut vacciner sans danger
les animaux les plus sensibles au tétanos.

Enfin, Vaillard propose d'injecter de fortes doses de

---

(1) VAILLARD. *Société de biol.*, 1891, p. 147 et 462.

toxine à une poule (animal réfractaire au tétanos). Au bout de deux semaines le sérum fourni par la poule manifeste un énergique pouvoir antitoxique.

Quoi qu'il en soit, des différents procédés qui ont été proposés pour immuniser les animaux, nous ne décrirons pour la fabrication du sérum antitétanique que les procédés couramment employés aujourd'hui.

Préparation de l'antitoxine de Tizzoni.

Tizzoni et Cattani remarquèrent que le sérum sanguin conservé à l'abri de la lumière et à basse température possède encore un pouvoir antitoxique au bout de 3 mois, mais il se forme un précipité. Après un certain nombre d'expériences, ils remarquèrent que seul le précipité était actif. Ils en isolèrent une substance sèche qui garde son pouvoir spécial pendant huit ou dix mois suivant l'espèce animale sur laquelle on a opéré. Ils émirent l'opinion que cette substance se rapprochait des albuminoïdes, car, quoiqu'encore un peu active à 65°, elle perdait toute activité à 68°, température à laquelle coagulent les albuminoïdes. Telle fut la première technique qu'ils employèrent pour isoler l'antitoxine.

Puis, dans d'autres expériences, Tizzoni précipite par l'alcool absolu le sérum d'animaux vaccinés (il expérimentait sur des chiens) dans la proportion d'un volume de sérum pour dix volumes d'alcool absolu. Au bout de 48 heures on sépare le précipité et on le sèche dans le vide. C'est cet extrait sec dont l'alcool n'a pas atténué les propriétés qui correspond à l'antitoxine de Tizzoni et Cattani. Il peut être repris par l'eau sans perdre son activité.

Ces auteurs retirent de un demi-centimètre cube de sérum : $0^{gr},0312$ à $0^{gr},0460$ d'antitoxine.

Préparation du sérum antitétanique de Vaillard, Roux et Nocard.

Actuellement, le sérum antitétanique est fabriqué en France de la façon suivante :

Un cheval jeune et sain est vacciné très prudemment avec 1/8, puis 1/4 de centimètre cube de toxine mélangée à quelques gouttes de la solution de Lugol ; puis peu à peu on augmente les doses. L'animal supporte très bien ces inoculations, si l'on a soin de ne pratiquer les injections qu'à intervalle de 4 à 5 jours. Au bout de trois semaines environ, on peut commencer à injecter de la toxine pure, puis on augmente graduellement les doses, mais on ne pratique plus les injections que tous les neuf jours. On arrive au bout d'un certain temps à pouvoir injecter à l'animal jusqu'à 500 centimètres cubes d'une toxine très active sans aucun inconvénient. Enfin, après plusieurs mois, le sérum du cheval possède des propriétés antitétaniques suffisantes, ce dont on s'assure expérimentalement. Mais il faut remarquer que le pouvoir immunisant du sérum viendrait à diminuer progressivement si l'on ne continuait pas à inoculer le cheval, tout en pouvant ne faire les inoculations qu'à un mois et plus d'intervalle. En tout cas, la saignée ne sera jamais pratiquée dans les quinze jours qui suivent la dernière inoculation.

On peut dessécher le sérum en l'évaporant dans le vide ; on le dissout au moment de s'en servir dans la proportion d'un volume de sérum desséché pour six volumes d'eau salée stérilisée.

Qu'il soit desséché ou liquide, le sérum peut conserver son pouvoir antitoxique pendant plus d'une année.

Ce pouvoir antitoxique se mesure d'après la quantité de sérum nécessaire pour immuniser un gramme de souris. Un sérum actif au millionième veut dire qu'un centimètre cube suffit à immuniser mille kilogrammes de souris.

Connaissant les modes de préparation du sérum antitétanique, étudions maintenant son rôle thérapeutique et les différentes façons dont on pourra l'introduire dans l'organisme.

CHAPITRE II

I. — *Traitement préventif.*

M. le Pʳ Landouzy enseigne que « le tétanos est une
des maladies contre lesquelles nous garantit absolument
la sérothérapie ; la sérothérapie préventive du tétanos est
chose faite » (1). C'est qu'en effet si l'on discute encore
sur la valeur du sérum antitétanique comme agent curateur du tétanos, personne ne songe à contester son effica-
cité comme agent préventif. Appliqué au traitement de
la maladie déclarée, il est peut-être impuissant à guérir
les formes aiguës ou à marche rapide parce que, lorsqu'apparaissent les premiers symptômes du mal, l'intoxication
est déjà un fait accompli. Injecté préventivement aux animaux, le sérum les immunise avec certitude contre la
toxine. Cette immunité est temporaire comme celle que
confèrent tous les sérums, et persiste, suivant la dose employée, de 2 à 6 semaines, mais elle peut être prolongée
par des injections successives. La préservation est certaine
et complète, lorsque l'infection a pour siège le tissu con-

---

(1) LANDOUZY. Les sérothérapies, p. 24.

jonctif sous-cutané ; elle devient moins constante si le virus est porté dans l'épaisseur d'un muscle, ce qui est le mode d'inoculation le plus sévère. C'est que pour être définitive, la préservation exige la destruction du virus par les cellules phagocytaires ; cette destruction est facile et prompte dans le tissu conjonctif, elle est au contraire difficile dans le muscle où les phénomènes phagocytaires sont toujours moins actifs (1). Il est vrai que les cas d'infection intramusculaire sont heureusement rares en clinique.

Nocard, en 1895 (2), confirme par des faits cliniques ce que l'on savait expérimentalement sur le rôle préventif du sérum antitétanique.

Pendant le premier trimestre de 1895, il a distribué aux vétérinaires de la banlieue nord-est de Paris 1 800 flacons de 10 centimètres cubes de sérum antitétanique. Il a recommandé d'injecter à chaque animal menacé du tétanos à la suite de plaie opératoire ou accidentelle 10 centimètres cubes de sérum le plus tôt possible après le traumatisme ; dix à quinze jours après, on devait faire une deuxième injection de pareille dose. Les renseignements qu'il a pu obtenir s'appliquent à 375 animaux. Chacun de ces animaux a reçu des injections à 15 jours d'intervalle. Dans tous les cas, le sérum s'est montré inoffensif et aucun des animaux traités n'a pris le tétanos. Bien que le nombre en soit restreint, pour une affection aussi rare, il faut remarquer que tous les animaux traités apparte-

---

(1) VAILLARD. *Académie des sciences,* 27 mai 1895.
(2) NOCARD. *Académie de méd.,* 22 octobre 1895.

naient à des écuries où le tétanos avait fait des victimes
quelques jours ou quelques mois auparavant et nombre
d'entre eux étaient voisins immédiats d'animaux tétaniques. Pour quelques-uns, le traumatisme s'était produit
en même temps et dans les mêmes conditions que pour
d'autres qui, non traités, sont devenus tétaniques. Enfin,
pendant les six mois qu'a duré l'expérience, 26 correspon-
dants qui n'ont perdu aucun des 375 animaux traités ont
observé 55 cas de tétanos sur des animaux non traités.

L'année suivante, en 1896, M. Bazy fit, à la Société de
Chirurgie, une communication sur la sérothérapie préventive du tétanos (1). Il raconta qu'ayant eu l'occasion de
voir en quelques mois à Bicêtre, terrain réputé tétanifère,
quatre cas de tétanos, il fit, à partir de cette époque, des
injections préventives de sérum antitétanique chez tous
les blessés et à partir de cette époque il ne vit plus aucun
cas de tétanos.

Cette communication, qui est loin d'avoir la portée de
celle de Nocard, montre cependant que l'injection de sérum antitétanique ne présente aucun inconvénient et
qu'elle est indiquée toutes les fois qu'on se trouve en présence de plaies souillées de terre, surtout lorsque le tétanos
est fréquent dans la région.

Nocard (2), en 1897, dit que l'Institut Pasteur a fourni
7000 doses de 10 centimètres cubes pour traiter préventivement 3500 animaux dans des régions où le tétanos
est endémique. On connaît les résultats pour 2727 che-

____

(1) BAZY. *Société de chir.*, 26 février 1896.
(2) NOCARD. *Académie de méd.*, 20 et 27 juillet 1897.

vaux. Aucun animal traité n'est mort de tétanos. Un seul cheval, injecté cinq jours après sa blessure, a eu un tétanos léger dont il a facilement guéri. Dans le même espace de temps les mêmes vétérinaires ont observé, parmi les animaux non traités, 259 cas de tétanos, dont 191 chevaux.

Cette communication démontre d'une façon éclatante le pouvoir préventif du sérum antitétanique.

Quelques auteurs ont cité des cas où les injections préventives n'auraient pas préservé l'organisme de l'infection tétanique.

Nous avons pu retrouver les cas suivants.

Le P⁺ Berger en signale un cas (1), mais les circonstances dans lesquelles l'injection fut faite ne sont pas relatées.

M. Monod en signale un autre cas (2), le tétanos se déclare quatorze jours après l'injection préventive. Le malade guérit grâce à l'amputation et à une nouvelle injection de sérum antitétanique. M. Monod explique ce cas en disant que son malade, très alcoolique, était sans doute en état de moindre résistance, interprétation qui s'accorde avec les faits expérimentaux établis par Roux à ce sujet.

Le troisième cas appartient à M. Reclus (3) : des injections sous-cutanées préventives furent pratiquées chez un malade, ce qui ne l'empêcha pas de présenter des phénomènes de tétanos. On lui fit alors une injection intracérébrale de sérum antitétanique ; 24 heures plus tard il mourait.

____

(1) BERGER. *Académie de méd.*, 22 octobre 1895.
(2) MONOD. *Société de chir.*, 11 mai 1898.
(3) RECLUS. *Société de chir.*, 23 novembre 1898.

M. Remy rapporte l'observation (1) d'un blessé auquel il fit une injection préventive de sérum antitétanique le 18 février; le malade présenta des signes de tétanos le 6 avril, quarante-six jours après l'injection. Il est juste de dire que ce malade présenta des accidents phlegmoneux de sa plaie qui favorisèrent l'éclosion du tétanos. M. Remy attribue avec raison cet insuccès à l'épuisement de l'immunité.

Enfin, tout récemment (2), M. Reynier, au sujet d'une petite épidémie de tétanos ayant éclaté dans son service, rapporte le cas d'un malade âgé de 48 ans que l'on opérait le 16 février d'une hernie inguinale.

Deux malades venant coup sur coup de mourir du tétanos dans le service, on crut prudent de faire avant de commencer l'opération une injection préventive de dix centimètres cubes de sérum antitétanique. Le 2 mars, quatorze jours après l'injection, les premiers symptômes de tétanos apparaissent; sous l'effet de la morphine, du chloral à très haute dose et d'injections sous-cutanées de sérum antitétanique, le malade est guéri le 18 et quitte le service à la fin de mai.

Cette dernière observation est tout particulièrement intéressante, car ici l'injection préventive fut faite avant même que la plaie opératoire ne fût créée, on était donc dans les meilleures conditions possibles pour réussir. D'autre part, on ne peut ici accuser l'épuisement de l'immunité.

---

(1) *Thèse*, JULLY. Paris, 1898.
(2) REYNIER. *Société de chirurgie*, séance du 5 juin 1901.

On sait en effet que si l'immunité dure au plus 5o jours, elle n'est jamais inférieure à 15 jours, mais elle tend à diminuer le plus souvent à partir du 15° jour. D'autre part, nous savons que l'immunité est acquise immédiatement et proportionnelle à la dose de sérum injecté.

Pour expliquer l'échec qu'a subi la sérothérapie préventive dans l'observation de M. Reynier, il faudrait admettre que le malade avait déjà contracté le tétanos au moment où on lui fit son injection préventive, mais l'observation ne relate aucune porte d'entrée du germe infectieux antérieure à l'injection.

En résumé, ce ne sont pas les cinq insuccès que nous avons cités qui peuvent faire douter de la valeur du sérum antitétanique au point de vue préventif. D'ailleurs, parmi ces insuccès, on doit éliminer celui de M. Remy où le tétanos se déclara 46 jours après l'injection.

Mais que sont ces quelques insuccès, auxquels on peut toujours opposer l'idée d'une infection tétanique antérieure méconnue, auprès des innombrables cas où des injections préventives furent faites sans insuccès, auprès surtout des statistiques rapportées par Nocard et qui sont une démonstration évidente du pouvoir préventif du sérum antitétanique.

On devra donc faire des injections préventives aux blessés dont les traumatismes, soit par leur siège, soit par leur nature, soit par les circonstances dans lesquelles ils se produisent, sont particulièrement favorables au développement du tétanos, c'est ainsi que nous citerons les plaies par écrasement, les plaies contuses souillées de terre, les plaies avec pénétration de corps étranger ayant été en contact avec le sol, etc..

Enfin, les injections préventives seront encore indiquées chez tous les blessés appartenant à un pays où le tétanos se trouve à l'état endémique.

Le procédé le meilleur est celui que M. Reclus a conseillé et qui consiste à faire une injection de 10 centimètres cubes le premier jour, 10 centimètres cubes après quarante-huit heures, 10 centimètres cubes après le dixième jour et, s'il survient quelque complication de la plaie, il sera prudent de renouveler l'injection et même, si la plaie dure longtemps, il conviendra de faire une injection préventive tous les quinze jours.

Il faut donc bien se pénétrer de cette idée que le vrai traitement efficace, le seul qui réussisse toujours, consiste à prévenir le tétanos.

Aussi, M. le Pr Landouzy a fixé en peu de mots le devoir de tout médecin en présence d'une plaie suspecte en disant : « *Attendre l'éclosion du tétanos chez un suspect est une faute, agir contre une suspicion de tétanos devient une règle* (1). »

II. — *Traitement curatif.*

La valeur du traitement curatif par la sérothérapie sous-cutanée n'est pas expérimentalement démontrée. Malgré cela, il est peu de médecins qui, en présence d'un

______

(1) Landouzy. Les sérothérapies, p. 48.

cas de tétanos déclaré, rejettent complètement ce mode de traitement.

C'est qu'en effet, si cette méthode n'a donné au cours d'expériences sur les animaux que des résultats médiocres, elle a donné en clinique des résultats beaucoup plus certains.

Ce fut en 1891 qu'on fit pour la première fois une injection sous-cutanée de sérum antitétanique : il s'agissait d'un enfant du service de Baginski (de Berlin) qui fut traité par Kitasato ; l'injection fut trop tardive, le pouvoir anti-toxique de ce sérum n'avait pas été déterminé, mais il est certain que la quantité de sérum injecté fut trop faible : l'enfant mourut. Puis, en Italie, huit cas de tétanos d'intensité moyenne (iucubation de 8 à 15 jours) furent traités par le sérum de Tizzoni et Cattani : tous les malades guérirent.

En France, sur sept cas, cités par Roux et Vaillard (1) et traités par la sérothérapie sous-cutanée, il y eut cinq morts et deux guérisons.

Rénon, en 1892, injecta chez deux tétaniques du sang de lapin immunisé et simplement défibriné : le résultat fut dans les deux cas négatif.

Enfin, signalons un malade de Behring guéri par cette méthode et un malade du P⁣ʳ Berger également guéri par les injections sous-cutanées de sérum antitétanique, mais chez lequel on fut en outre obligé de pratiquer l'amputation du membre blessé.

Tel était le bilan en 1893 des cas traités par cette méthode. La sérothérapie abaissait d'une façon notable le

---

(1) Roux et Vaillard. *Annales de l'Inst. Pasteur,* 1893, p. 65.

chiffre de la mortalité, puisque sur ces dix-huit cas on ne comptait que huit morts, soit 44 pour 100 de mortalité. D'autre part, cette méthode ne présentait aucun inconvénient ; c'est à peine si, dans quelques cas, on nota une légère urticaire localisée au niveau des piqûres.

De tels résultats ne purent qu'encourager les médecins de tous les pays à se servir de la sérothérapie. C'est à partir de cette époque que les cas, où cette méthode fut employée, devinrent de plus en plus nombreux et actuellement, malgré la concurrence des nouvelles voies d'introduction du sérum antitétanique, la vieille méthode sous-cutanée est toujours employée.

Aussi nous semble-t-il, ainsi que le faisaient remarquer l'année dernière MM. Lœper et Oppenheim dans leur excellent travail sur la « Sérothérapie curative du tétanos traumatique » (1), que deux faits se dégagent d'une manière évidente des nombreux cas traités par cette méthode :

1° Guérison par l'injection sous-cutanée de cas graves et qui n'auraient probablement pas guéri spontanément ;

2° Amélioration immédiate ou tout au moins arrêt brusque dans la progression des accidents dès l'injection dans certains tétanos subaigus.

Il est facile de se rendre compte de l'exactitude de ce que nous avançons ; il suffira de parcourir le tableau I pour se convaincre que des cas graves ont guéri avec des injections sous-cutanées et n'auraient probablement pas guéri sans elles.

C'est ainsi que notre tableau mentionne sept cas de

______

(1) Lœper et Oppenheim. *Archives gén. de méd.*, avril 1900.

tétanos puerpéral avec deux guérisons dont l'un fut amélioré dès le premier jour par une injection de trente centimètres cubes et définitivement guéri en quinze jours. Nous reproduisons plus loin l'observation (Obs. VII).

Or, on sait que le tétanos puerpéral est la forme la plus grave que l'on puisse observer.

Nous pouvons ajouter à la liste des tétanos graves guéris par la sérothérapie sous-cutanée le cas de Lund (incubation de cinq jours), où l'on note dès la première injection une amélioration immédiate ; le cas de Hale, tétanos céphalique, également immédiatement amélioré, puis guéri ; le cas de Long (incubation de cinq jours), le cas de Van Natta (incubation de quatre jours), dont l'effet immédiat produit par la première injection fut une diminution très rapide des accidents.

Les observations de tétanos subaigus guéris par la sérothérapie sous-cutanée sont moins démonstratives. Il est facile d'objecter que ces cas eussent probablement guéri sans l'aide du sérum, mais cependant on ne peut nier le pouvoir qu'a eu le sérum sur la rétrocession immédiate de certains symptômes : c'est ce qu'on peut remarquer dans les observations V et VI. Il est probable que le sérum injecté agit, soit en neutralisant la toxine non encore fixée sur les cellules nerveuses, soit même probablement en détruisant le poison déjà fixé et en permettant la réparation rapide des lésions anatomiques.

Quelle que soit la façon dont agit le sérum introduit par la voie sous-cutanée, il ne nous semble pas douteux qu'il a dans de nombreux cas une action favorable sur la marche de la maladie.

La quantité de sérum à injecter varie dans de très grandes proportions. Si l'on peut obtenir des résultats satisfaisants avec de faibles quantités (30 centimètres cubes dans l'observation VI), il est des cas où la quantité doit être beaucoup plus considérable. Mixter en injecta jusqu'à 3290 centimètres cubes, tant par la voie sous-cutanée que par la voie intra-veineuse. Nous croyons qu'il est impossible de fixer de règle absolue, les circonstances seules devront guider le médecin, qui se basera sur l'aggravation ou l'atténuation des accidents pour régler le nombre et la dose des injections. Rappelons cependant la conduite que Roux et Vaillard (1) conseillent de suivre en cas de tétanos grave : « On doit injecter aussitôt et d'emblée une centaine de centimètres cubes de sérum très actif ; exciser le foyer d'infection ; administrer encore le lendemain et le surlendemain cent centimètres cubes par jour. Si le tétanos est enrayé après une dizaine de jours, surtout si l'on n'a pas pu enlever le foyer, donner encore du sérum pour prévenir ces retours du tétanos que nous avons signalés chez les animaux.

Appliquons-nous donc à augmenter l'activité du sérum et à concentrer l'antitoxine sous de petits volumes pour en faire pénétrer plus rapidement de grandes doses. »

Examinons maintenant quel est le pronostic du tétanos traité par la sérothérapie sous-cutanée. Nous sommes arrivés à réunir 167 cas de tétanos traités de cette façon. Si nous les décomposons en cas aigus (incubation de moins de 10 jours) et en cas subaigus et chroniques

---

(1) Roux et Vaillard. *Loco citato*.

(incubation de plus de 10 jours), nous arrivons aux résultats suivants :

Cas où l'incubation a été inférieure à 10 jours : 93 cas { 39 morts,
54 guérisons,
soit 42 p. 100 de mortalité.

Cas où l'incubation a été supérieure à 10 jours : 51 cas { 9 morts,
42 guérisons,
soit 17,6 p. 100 de mortalité.

Cas où la durée de l'incubation est inconnue : 23 cas { 11 morts,
12 guérisons,
soit 47,8 p. 100 de mortalité.

Statistique globale : 167 cas { 59 morts,
108 guérisons,
soit 35,3 p. 100 de mortalité.

La sérothérapie sous-cutanée donne donc une proportion de mortalité inférieure de 30 pour 100 à celle du traitement ancien exclusif.

La clinique démontre donc que le sérum antitétanique améliore d'une façon relativement considérable le pronostic du tétanos déclaré.

TABLEAU I. — **Injections sous-cutanées.**

N°s	NOMS DES AUTEURS	DURÉE de L'INCUBATION	DATE de L'INJECTION	NOMBRE ET DOSE des injections	TRAITEMENT CONCOMITANT	EFFET IMMÉDIAT	RÉSULTAT	OBSERVATIONS
1	Jully (1). (Cas de Monod)..	13 jours.	»	»	Chloral.	»	Guérison.	Délire alcoolique.
2	Clarke (2).	6 jours.	2e jour.	»	»	»	Mort.	
3	Galletly (3).	21 jours.	»	240cc sous-cutanées.	»	»	Guérison.	
4	Barrow (4).	8 jours.	»	»	»	Améliorat. immédiate.	Guérison.	
5	Moehler (5).	6 jours.	8e jour.	28cc.	»	Améliorat. immédiate.	Guérison.	
6	Werner (6).	6 jours.	4e jour.	30cc.	»	Amélior. puis aggravat.	Mort.	
7	Moehler (5).	13 jours.	6e jour.	+20cc (Tizzoni) en 6 fois.	»	»	Mort.	Injection tardive.
8	Bohn (7).	19 jours.	5e jour.	190cc.	»	»	Guérison.	
9	Besson (8).	7 jours.	8e jour.	2 fois 50cc.	»	»	Guérison.	
10	Porter (9).	7 jours.	2e jour.	20cc puis 110cc.	»	»	Mort.	
11	Davis (10).	8 jours.	8e jour.	170cc en totalité.	»	»	Mort le 9e jour	
12	—	8 jours.	»	30cc.	»	»	Guérison.	
13	Beutner (11).	7 jours.	12 heures.	»	»	»	Guérison.	
14	Koss (12).	10 jours.	1er jour.	20cc.	»	»	Mort.	
15	—	20 jours.	2e jour.	20cc.	»	»	Mort.	
16	—	x	4e jour.	»	»	État stationnaire. Aggravation.	Mort. Mort de pneumonie.	Tétanos puerpéral.
17	Rabeck (13)	6 jours.	Immédiate.	40cc.	Chloral.	»	Mort.	
18	—	7 jours.	x	10cc.	—	»	Mort.	
19	—	11 jours.	x	30cc.	—	»	Guérison.	
20	Boinet (14).	8 jours.	8e jour.	100cc.	»	Améliorat. notable.	Guérison.	
21	Quénu (15).	x	8e jour.	»	Chloral.	»	Guérison.	
22	Schwartz (16).	15 jours.	x	»	»	»	Guérison.	
23	Hale (17).	13 jours.	24 heures.	210cc.	»	»	Guérison.	
24	Blacker-Morgan (18).	7 jours.	»	»	»	Améliorat. immédiate.	Guérison.	Tétanos céphalique
25	Curnow (19).	6 jours.	»	»	»	Exacerbation.	Mort.	Tétanos céphalique
26	Berry (20).	8 jours.	10 heures.	»	»	»	Mort.	
27	Marshall (21).	44 jours.	24 heures.	110cc.	»	»	Guérison.	Cas très grave.
28	Margnat (22).	12 jours.	24 heures.	540cc.	»	»	Guérison.	
29	Quénu (23).	10 jours.	1er jour.	20cc.	»	État stationnaire.	Guérison.	
30	Lucas-Championnière (24).	x	x	»	»	»	Guérison.	
31	Bazy (25).	x	4e jour.	»	»	»	Guérison.	
32	Potherat (26).	x	»	»	»	»	Mort.	
33	—	x	»	»	»	»	Mort.	
34	Gaughey (27).	9 jours.	6e jour.	»	»	Améliorat. immédiate.	Guérison.	
35	Follet (28).	8 jours.	»	»	»	Amélioration.	Mort.	
36	—	11 jours.	7e jour.	»	»	»	Guérison.	
37	Lund (29).	5 jours.	2e jour.	340cc.	Bromure à hautes doses.	Améliorat. immédiate.	Guérison.	
38	—	6 jours.	»	140cc.	»	»	Mort.	
39	Homans (30).	7 jours.	3e jour.	260cc.	»	»	Guérison.	
40	—	9 jours.	1er jour.	80cc.	»	»	Guérison.	
41	Krause (31).	6 jours.	»	»	Chloral et KBr.	»	Guérison.	
42	—	x	»	»	—	»	Guérison.	
43	—	x	»	»	»	»	Guérison.	
44	—	x	»	»	»	»	Mort.	Tétanos puerpéral.
45	—	x	»	»	»	»	Mort.	—
46	—	x	»	»	»	»	Mort.	—
47	—	x	»	»	»	»	Mort.	—
48	Bousquet (32).	x	»	»	»	»	Guérison.	
49	Sime (33).	10 jours.	15e jour.	»	»	»	Guérison.	
50	Patteson (34).	11 jours.	»	230cc.	»	»	Guérison.	
51	—	12 jours.	»	180cc.	»	»	Guérison.	
52	Croly (35).	x	»	»	Chloral.	»	Mort.	
53	—	x	»	»	—	Sans effet.	Guérison.	Le chloral serait cause de la guérison.
54	Stoker (36).	x	»	»	»	»	Mort.	
55	—	x	»	»	»	»	Guérison.	
56	Myles (37).	x	»	»	»	»	Guérison.	
57	—	x	»	»	»	»	Guérison.	

N°	NOMS DES AUTEURS	DURÉE de L'INCUBATION	DATE de L'INJECTION	NOMBRE et dose des injections	TRAITEMENT CONCOMITANT	EFFET IMMÉDIAT	RÉSULTAT	OBSERVATIONS
58	Blake (38)	11 jours.	»	»	»	»	Mort.	
59	Mixter (39)	10 jours.	»	3 290cc.	Injections sous-cutanées, morphine, KBr, chloral, etc.	»	Guérison.	Cas grave.
60	Sechèyron (40)	9 jours.	»	20cc répétées plusieurs fois.	»	»	Guérison.	
61	Brooks (41)	10 jours.	»	70cc.	»	»	Guérison.	
62	Ménétrier et Oppenheim (42)	15 jours.	11e jour.	30cc.	»	»	Guérison.	
63	Lœper et Oppenheim (43)	8 jours.	20e jour.	40cc.	»	Améliorat. immédiate.	Guérison.	
64	—	10 jours.	9e jour.	70cc.	»	Améliorat. immédiate.	Guérison.	
65	—	8 jours.	1er jour.	310cc.	»	Amélioration.	Guérison.	
66	André Petit (44)	10 jours.	8e jour.	810cc.	»	Améliorat. le 2e jour.	Guérison.	Tétanos puerpéral (Externe).
67	—	21 jours.	9e jour.	580cc.	»	Améliorat. le 3e jour.	Guérison.	
68	Merklen (45)	12 jours.	4e jour.	510cc.	»	»	Guérison.	
69	Rendu (46)	12 jours.	4e jour.	210cc.	Chloral, bains chauds.	»	Guérison.	
70 à 117	Kœhler et Engelmann (47)	1 à 10 jours.	»	»	»	»	27 guérisons. 21 morts.	
118 à 144	—	Au-dessus de 11 jours.	»	»	»	»	22 guérisons. 5 morts.	
145	Long (48)	5 jours.	2e jour.	680cc.	Chloral, KBr. Injection rectale de sérum antitétanique.	»	Guérison.	
146	Barachini (49)	17 jours.	6e jour.	50cc (Tizzoni).	Chloral, KBr.	»	Guérison.	Urticaire localisé et passager.
147	Orlandi (50)	20 jours.	10e jour.	100cc (Tizzoni).	Chloral.	»	Guérison.	
148	Sozzi (51)	9 jours.	2e jour.	150cc (Tizzoni).	Chloral.	»	Guérison.	
149	Murray (52)	8 jours.	1er jour.	90cc.	Chloral, KBr.	Disparition de la fièvre. Amélioration presque immédiate.	Guérison.	Érythème localisé.
150	Reuter (53)	x	x	x	»	»	Mort.	
151	Van Natta (54)	4 jours.	8e jour.	40cc.	»	Amélioration.	Guérison.	
152	Villiger (55)	10 jours.	2e jour.	110cc.	»	»	Guérison.	
153	Wise (56)	7 jours.	7e jour.	30cc.	Chloral à très haute dose.	»	Guérison.	
154	Hayes (57)	7 jours.	2e jour.	200cc.	Baccelli, morphine.	»	Mort.	
155	Clarke (58)	5 jours.	1er jour.	10cc.	Amputation. NaBr, morphine.	»	Mort en 48 h.	
156	Landau (59)	10 jours.	15e jour.	100cc.	»	»	Guérison.	
157	Hobbs et Cruchet (60)	7 jours.	4e jour.	30cc.	Chloral en injections sous-cutanées.	»	Mort.	
158	Crone (61)	15 jours.	19e jour.	x	»	»	Guérison.	
159	André (62)	x	2e jour.	100cc.	Bromure et chloral.	»	Mort.	
160	Rodys (63)	x	»	»	»	»	Guérison.	
161	Kraus (64)	10 jours.	»	»	Saignée.	»	Guérison.	Tétanos puerpéral.
162	Reynier (65)	10 jours.	1er jour.	60cc.	Chloral, morphine.	»	Mort.	
163	—	13 jours.	1er jour.	80cc.	Chloral, morphine.	»	Mort.	
164	—	14 jours.	1er jour.	330cc.	Chloral à très haute dose. Morphine.	»	Guérison.	Injection préventive de 10cc.
165	Monod (66)	16 jours.	1er jour.	x	Chloral à haute dose.	»	Mort.	
166	Bazy (67)	x	x	»	Chloral à haute dose, KBr.	»	Guérison.	
167	Stredey (68)	6 jours.	12e jour.	»	Chloral, KBr, morphine.	»	Guérison.	

CHAPITRE III

LA VOIE INTRACÉRÉBRALE

Le traitement du tétanos par les injections intracérébrales de sérum antitétanique prit naissance à la suite
d'un travail de Roux et Borrel paru en avril 1898 dans les
Annales de l'Institut Pasteur, travail qui fut résumé dans
une communication de Borrel faite à la même époque au
Congrès international d'hygiène et de démographie de
Madrid.

La toxine tétanique, qui a une si grande affinité pour
les cellules nerveuses, peut arriver à l'axe nerveux, soit
en suivant le trajet des nerfs comme l'a démontré
M. Marie, soit par le sang. Quelle que soit la voie suivie,
le poison tétanique se fixe sur les cellules nerveuses qu'il
envahit peu à peu et enfin gagne les centres vitaux bul-
baires. L'antitoxine injectée sous la peau ne pourra
détruire que la toxine qui se trouvera dans le sang, mais
elle n'aura aucune action sur le poison qui a déjà gagné
les éléments nerveux. Roux et Borrel l'ont parfaitement
démontré par l'expérience suivante. Si chez des lapins
immunisés, on injecte la toxine directement dans le cerveau, ils meurent et cependant leur sang est antitoxique;
tandis que le lapin témoin, qui a reçu la toxine tétanique

sous la peau, reste bien portant. Le sang des lapins morts est tellement antitoxique que si, lorsqu'on fait la piqûre, une petite hémorragie se produit, le tétanos ne se déclare pas.

On voit donc, comme le disent si bien Roux et Borrel, que tous les organes sont protégés par l'antitoxine, excepté la cellule nerveuse. S'il en est ainsi, ce n'est pas dans le sang des tétaniques qu'il faut accumuler l'antitoxine, il faut la mettre là même où se trouve la toxine.

Nous rappellerons rapidement leurs expériences, car elles ont été le point de départ d'une méthode sur laquelle nous voulons insister d'une façon toute particulière.

A vingt cobayes, on injecte une dose de toxine tétanique mortelle en 70 heures environ. A la 24ᵉ heure, ils sont tous tétaniques. On en conserve cinq comme témoins et les quinze autres sont divisés en trois lots. Aux cinq du premier lot, on injecte à la 24ᵉ heure, à l'un : un centimètre cube de sérum ; aux quatre autres : quatre gouttes du même sérum en pleine substance cérébrale. On agit de même avec les cobayes du deuxième et du troisième lot qui sont traités à la 28ᵉ et à la 32ᵉ heure.

Les résultats sont les suivants :

Les cinq cobayes témoins meurent de la 67ᵉ à la 74ᵉ heure.

Les trois cobayes au sérum sous la peau meurent de la 64ᵉ à la 72ᵉ heure.

Les douze cobayes au sérum dans le cerveau ont leur tétanos arrêté.

Des contractures persistent dans les pattes postérieures pendant un mois.

Les expérimentateurs concluent en disant que quelques gouttes de sérum antitétanique dans le cerveau guérissent mieux le tétanos que de grandes quantités introduites dans le sang ou sous la peau. « Il ne suffit pas de donner de l'antitoxine, il faut la mettre au bon endroit. »

C'est à la suite de ces expériences sur les animaux tout à fait concluantes que l'on a tenté d'appliquer à l'homme ce qui avait si bien réussi aux cobayes. Roux et Borrel avaient d'ailleurs dit dans leur travail que chez les animaux la dilacération causée par l'aiguille, de même que la compression produite par le sérum injecté, n'étaient causes d'aucun accident et que chez ces animaux, « rien n'est plus facile et moins dangereux que d'injecter dans le cerveau un liquide pur, tel que le sérum antitétanique (1) ».

Nous devons dire qu'ultérieurement en 1898, Fonseca (2) répéta sur le lapin les expériences de Roux et Borrel, il obtint des résultats opposés à ceux que ces savants avaient obtenus sur le cobaye.

D'autre part, Nocard a guéri par cette méthode un chien atteint accidentellement de tétanos; le cas était très grave, il fit l'amputation du membre blessé et une injection intracérébrale d'antitoxine; au grand étonnement de Nocard, le chien guérit. Chez les chevaux il n'obtint au contraire que des résultats le plus souvent négatifs.

Mais avant de passer à l'étude de cette méthode appliquée à l'homme, il est juste de dire que Roux et Borrel

-----

(1) Roux et Borrel. *Loco citato*, p. 235.
(2) Fonseca. *Société de biol.*, 1898, p. 779.

dans leur travail firent bien remarquer que l'on devait faire encore de nombreuses expériences sur d'autres espèces animales et que ce ne serait qu'après avoir multiplié les expériences que l'on pourrait peut-être enfin appliquer leur méthode à l'homme.

On ne tarda cependant pas à passer de l'expérimentation à la pratique. La communication de Borrel au Congrès de Madrid est du 12 avril 1898, le travail de Roux et Borrel parut dans le numéro d'avril 1898 des *Annales de l'Institut Pasteur* et le 26 avril 1898, à trois heures de l'après-midi, on faisait la première injection intracérébrale de sérum antitétanique chez l'homme. Nous ne nous attarderons pas sur ce cas fameux du malade de M. Chauffard, trépané par M. Quénu et injecté par Roux, cette observation est universellement connue (1), nous n'en signalerons que le procédé opératoire, car c'est celui qui a été presque toujours employé depuis.

« La tête est entièrement rasée, aseptisée, et munie d'un pansement.

« Le malade étant endormi sous le chloroforme, l'injection est successivement faite à droite, puis à gauche. D'un côté, on pratique une petite incision du cuir chevelu, courbe, à concavité antéro-inférieure, longue de quatre centimètres et allant d'emblée jusqu'à l'os. Le centre de cette incision est situé sur le trajet d'une verticale passant par le bord antérieur de l'apophyse orbitaire externe, à huit centimètres de celle-ci. Le petit lambeau curviligne qui résulte de cette incision est rapidement

---

(1) Quénu et Chauffard. *Presse médicale*, 1898, n° 51.

disséqué et détaché de l'os avec la rugine ; deux pinces de Kocher le tiennent relevé en arrière et en haut. On trépane alors avec une petite fraise, qui donne une ouverture de huit millimètres de diamètre. La dure-mère mise à nu suivant un diamètre, on enfonce l'aiguille à une profondeur de cinq à six centimètres et on pousse lentement l'injection. On injecte environ un centimètre cube et demi à deux centimètres cubes de sérum concentré à moitié (sérum sec desséché, redissous dans 5 centimètres cubes au lieu de 10). L'injection doit être poussée goutte à goutte et durer environ six minutes. Trois points de suture ferment la plaie cutanée. L'opération est répétée de l'autre côté, incision de trois centimètres [au même point, trépanation, injection, suture de la plaie cutanée. Le sérum est ainsi injecté en avant des centres psychomoteurs, au niveau du pied de la deuxième frontale ; il pénètre probablement dans les ventricules. »

Tel fut le procédé employé par M. Quénu ; ajoutons que l'on avait fait les jours précédents et que l'on continua les jours suivants les injections sous-cutanées de sérum antitétanique. Dix-sept jours après l'injection, on pouvait considérer le malade comme guéri de son tétanos.

Puis de nouveaux cas sont bientôt traités de cette façon. Bacaloglu (1) publie le second mais, moins heureux, le malade meurt. M. Garnier (2) publie le troisième, le malade guérit. Le quatrième cas est celui de M. Robert (3),

---

(1) C. BACELOGLU. *Gazette des hôp.*, 1898, 21 juin.
(2) GARNIER. *Presse médicale*, 1898, n° 70, 24 août.
(3) ROBERT. *Presse médicale*, 1898, n° 72.

il se termine aussi par la mort. Puis viennent les cas de M. Ombredanne (1) avec guérison ; celui de MM. Heckel et Reynès (2) avec mort ; celui de M. Delmas (3) avec mort. Puis les observations se succèdent de plus en plus nombreuses, si bien qu'à la fin de 1898, à la Société de chirurgie, on put réunir 16 cas de tétanos traités par la méthode de Roux et Borrel ; on comptait 13 morts et 3 guérisons.

Pendant l'année 1899, on employa de plus en plus la voie intracérébrale ; les heureux résultats publiés, les mauvais cas trop souvent cachés ne permirent pas à la majorité des médecins de se faire une juste opinion sur la valeur de la méthode. En France, en Angleterre, en Allemagne, on fit beaucoup de ces injections, il n'y eut guère qu'en Italie où, fidèle au traitement de Baccelli, on en fit peu. Cependant, quelques chirurgiens impartiaux signalèrent les cas malheureux, c'est ainsi qu'à la Société de Chirurgie (4) M. Quénu cite cinq cas d'injections intracérébrales : tous les malades sont morts. MM. Chaput et Peyrot relatent aussi chacun un cas de mort par cette méthode.

L'année 1900 vit s'éteindre le bel enthousiasme qu'on avait montré pour ce nouveau procédé.

Le bruit des insuccès tenus cachés finit par se répandre et l'on se servit de moins en moins de cette nouvelle voie d'introduction de l'antitoxine.

---

(1) OMBREDANNE. *Presse médicale*, 1898, n° 73.
(2) HECKEL et REYNÈS. *Presse médicale*, 1898, n° 74.
(3) DELMAS. *Presse médicale*, 1898, n° 77.
(4) QUÉNU, CHAPUT, PEYROT. *Société de chir.*, 8 mars 1899.

Les résultats obtenus par ce procédé étaient en effet moins bons que ceux que l'on obtenait avec les anciens traitements. Dans l'excellent travail de MM. Lœper et Oppenheim (1) paru en avril 1900, on trouve une mortalité globale de 73 pour 100 par ce procédé.

Actuellement, cette méthode de traitement est de plus en plus abandonnée et les cas d'injections intracérébrales se font heureusement de plus en plus rares.

La clinique démontra une fois de plus que si l'expérimentation pouvait dans certains cas être d'une utilité incontestable, elle pouvait également induire en erreur, lorsqu'on voulait trop vite appliquer à l'homme ce qui avait si bien réussi aux cobayes.

Mais pourquoi l'injection intracérébrale a-t-elle causé des désastres?

Il suffit dans la plupart des cas malheureux de lire les résultats de l'autopsie.

Ne prenons que les premières observations. Nous trouvons par exemple dans le cas de Bacaloglu qu'il y avait une zone de ramollissement cortical visible en écartant le sillon qui sépare la troisième de la deuxième circonvolution frontale (lieu très voisin de l'injection); au niveau du pied postérieur de la capsule interne gauche, près du genou, on trouve un petit foyer rouge d'hémorragie cérébrale récente de la grosseur d'un petit pois.

Dans l'observation de Heckel et Reynès, on signale à l'autopsie un petit foyer hémorragique de la grosseur

---

(1) Lœper et Oppenheim. *Archives générales de méd.*, avril 1900.

d'un grain de blé en avant du prolongement frontal du ventricule latéral.

Le malade de Delmas présentait sur le trajet de la piqûre une petite cavité de la grosseur d'un pois remplie de sang.

Chez celui de Richelot, on trouva à droite un petit caillot sanguin gros comme un pois.

Dans le cas de Hue, on trouva de chaque côté dans l'épaisseur de la substance blanche une cavité de la capacité d'une noisette à parois lisses avec piqueté hémorragique; à gauche il y avait un caillot sanguin du volume d'un pois.

Le malade de Robert avait dans la substance cérébrale un foyer hémorragique de la grosseur d'une noisette.

Celui de Mongour et Rothamel présentait dans le centre ovale de l'hémisphère droit un foyer mesurant environ un centimètre de diamètre et dans l'hémisphère gauche une cavité du volume d'une pièce de cinq francs, remplie d'un caillot noirâtre et située dans un point où vraisemblablement l'injection a porté.

Dans l'observation que nous reproduisons plus loin on trouva à l'autopsie un petit foyer hémorragique de la grosseur d'une noisette en plein centre ovale d'un des hémisphères et dans un point où vraisemblablement l'injection avait porté. (Obs. X).

Et cependant ces différentes lésions, se trouvant dans un organe aussi délicat et aussi important que le cerveau, n'ont pas empêché les partisans de la méthode de dire qu'elles n'étaient pas d'une bien grande importance. On ne peut, ainsi que le voudrait M. Lereboullet, considérer comme telles « les petits épanchements sanguins, sous-pie-mériens ou intra-cérébraux, les piquetés hémorragiques suivant le trajet de l'aiguille, la congestion cérébrale prédominante au niveau de l'injection, l'œdème pie-mérien, le foyer de ramollissement cortical au niveau de la piqûre, le foyer sanguin intracérébral qui n'a jamais dépassé le volume d'une noisette (1) ».

Et M. Lereboullet conclut, de l'ensemble des autopsies, à l'innocuité absolue de l'injection intracérébrale chez l'homme.

Mais il y eut des cas où l'injection détermina des accidents que l'on ne peut plus considérer comme de peu d'importance : témoin ce cas de Gibb où le malade guérit, puis deux mois après le malade mourait et à l'autopsie on trouvait des abcès au centre de chaque lobe frontal.

Nous avons d'ailleurs relaté plus loin cette observation (Obs. IX). Ce cas, comme nous le faisons remarquer dans notre tableau II, a été souvent signalé parmi les cas de guérison.

D'autre part, même chez les malades guéris, on trouve relatés dans beaucoup d'observations des troubles cérébraux à la suite de l'injection ; certains auteurs ne donnent d'eux aucune explication les mettant sans doute sur le compte de l'affection, d'autres accusent l'alcoolisme ou l'hystérie.

Quoi qu'il en soit, on remarque très souvent, à la suite de l'injection, comme dans le cas de Chauffard et Quénu ;

---

(1) LEREBOULLET. *Gazette hebdom. de méd. et de chir.*, 12 février 1899.

« Une excitation anormale, le malade cause beaucoup,
répond aux questions, puis il se perd, prononce des paroles incohérentes, a quelques hallucinations. » Chez ce
malade, le pouls qui était à 120 avant l'intervention remonte à 140, 148, 152.

Le malade de Garnier a, six jours après l'injection,
présenté des troubles cérébraux : « La nuit, le malade rêve
de son métier, crie, appelle constamment ; dans la journée,
il a un délire plus tranquille ; il se croit occupé à son
travail ordinaire et prend les élèves du service et les
infirmières pour ses compagnons. En même temps que ce
délire professionnel, on note certaines tendances érotiques ;
c'est ainsi que dans la nuit, il se lève et on le trouve exhi-
bant ses organes génitaux et cherchant à pénétrer dans
une chambre d'isolement voisine de la sienne et occupée
par une femme. Cette tendance à l'exhibitionnisme ne persiste que quelques jours, un mois après tout rentre dans
l'ordre. »

Le malade de Montagnon et Pinatelle présente du délire assez marqué dans la nuit qui suit l'intervention, le
pouls et la respiration s'accélèrent. On trouve d'ailleurs
à l'autopsie des lésions méningées et cérébrales.

Chez un malade de M. Letulle, on note une crise con-
vulsive et quatre accès de délire alcoolique.

Heckel et Reynès ont noté au moment de l'introduction
de l'aiguille dans la substance cérébrale un resserrement
brusque de la pupille, jusqu'alors en position intermé-
diaire, et un ralentissement marqué du pouls. Le retour
de la pupille à l'état normal accompagna le retrait de l'aiguille.

Delvincourt (sur un malade de M. Villon) a observé le ralentissement du pouls.

Nous pourrions ainsi multiplier les exemples, il suffit de lire attentivement les observations.

Le cerveau humain ne supporte donc pas aussi bien qu'on l'avait pensé et la piqûre et l'injection ; mais s'il n'y avait à reprocher à la méthode que ces quelques troubles cérébraux, nous ne les signalerions même pas ; mais à côté de ces troubles bénins ayant suivi l'injection, il est des cas où la piqûre fut suivie de mort : témoins le cas que M. Pierre Delbet relatait récemment à la Société de Chirurgie (1) où, chez un malade atteint de tétanos paraissant très bénin, on fit une injection intracérébrale : le malade mourut 40 heures après l'injection. M. Delbet pense que si le malade eût dû mourir, il ne serait pas mort aussi vite. Dans la même séance, notre maître M. Brun cita un cas bénin dont nous avons été témoin où l'injection intracérébrale fut pratiquée contrairement à son avis ; le soir même de l'injection, la température, qui était normale avant l'opération, s'élevait, les symptômes s'aggravaient et l'enfant mourait le lendemain. Nous reproduisons plus loin cette observation (Obs. VIII).

En présence d'exemples semblables, en présence des lésions trouvées si fréquemment aux autopsies, en présence des troubles plus ou moins intenses présentés par les malades après l'injection, il semble rationnel d'admettre que le cerveau tolère fort mal ce traumatisme qui est relativement considérable.

---

(1) *Société de Chirurgie*, séance du 5 juin 1901.

La statistique achèvera de convaincre ceux qui pourraient encore croire à la supériorité de cette méthode sur les autres. Mais ici plus qu'ailleurs la statistique sera fausse, mais elle sera faussée à l'avantage de la méthode. C'est qu'en effet, on peut dire qu'assurément tous les cas heureux ont été publiés, alors que quelques-uns des cas malheureux ne l'ont pas été. Mais malgré cela, la statistique sera encore mauvaise.

Jully dans sa thèse (1), qui date de 1899, a pu réunir 34 cas de tétanos traités par la méthode de Roux et Borrel, il les divisa en plusieurs groupes :

Tétanos viscéreux.	3 cas, 3 morts.	
Tétanos extrêmement favorables. .	7 cas, 5 morts.	71 °/₀ de mortalité.
Tétanos extrêmement défavorables.	21 cas, 16 morts.	75 —
Tétanos traités de très bonne heure.	2 cas, 2 morts.	
Soit en tout.	34 cas, 26 morts.	76,5 —

Nous avons recherché tous les cas de tétanos traités par la voie intracérébrale, nous en avons réuni 70 qui se décomposent de la façon suivante :

Cas où l'incubation a été inférieure à 10 jours : 29 cas { 21 morts, 8 guérisons,
soit 73 p. 100 de mortalité.

Cas où l'incubation a été supérieure à 10 jours : 21 cas { 10 morts, 11 guérisons,
soit 48 p. 100 de mortalité.

Cas où la durée de l'incubation est inconnue : 20 cas { 15 morts, 5 guérisons,
soit 75 p. 100 de mortalité.

Statistique globale : 70 cas { 46 morts, 24 guérisons,
soit 65,7 p. 100 de mortalité.

---

(1) JULLY. *Thèse*, Paris, 1899.

Cette statistique suffit amplement à démontrer que la méthode de Roux et Borrel est loin de réaliser les si brillantes espérances que l'on avait fondées sur elle en 1898. La mortalité est ici supérieure pour chaque catégorie de cas d'environ 3o pour 100 à celle que nous avons trouvée en étudiant la voie sous-cutanée : aussi la statistique globale accuse-t-elle pour celle-ci une mortalité de 35,3 pour 100 alors qu'elle est ici de 65,7 pour 100.

De tels chiffres se passent de commentaires.

Les cas aigus (incubation inférieure à 10 jours) ne sont pas mieux guéris par la méthode de Roux et Borrel que les cas subaigus et chroniques (incubation supérieure à 10 jours), ni que les cas où l'incubation est inconnue ; puisque l'on trouve respectivement les chiffres suivants :

Cas où l'incubation a été inférieure à 10 jours..	Voie sous-cutanée.	42 % de mortalité.	
	Voie intracérébrale.	73	—
Cas où l'incubation a été supérieure à 10 jours.	Voie sous-cutanée.	17,6	—
	Voie intracérébrale.	48	—
Cas où la durée de l'incubation est inconnue.	Voie sous-cutanée.	47,8	—
	Voie intracérébrale.	75	—
Statistique globale..	Voie sous-cutanée.	35,3	—
	Voie intracérébrale.	65,7	—

Par cette nouvelle voie, la mortalité reste la même qu'elle était lorsque l'on employait seul le traitement ancien (65 pour 100).

Nous croyons être en droit de conclure que la méthode de Roux et Borrel, d'une technique assez difficile, nous paraît devoir être complètement abandonnée, car elle donne des résultats très inférieurs à la méthode des injections sous-cutanées, qui a en outre l'avantage d'être d'une très grande simplicité d'exécution.

TABLEAU II. — Injections intracérébrales.

Nos	NOMS DES AUTEURS	DURÉE de L'INCUBATION	DATE de L'INJECTION	NOMBRE et dose des injections	TRAITEMENT CONCOMITANT	EFFET IMMÉDIAT	RÉSULTAT	OBSERVATIONS
1	Mongour et Rothamel (69).	12 jours.	2e jour.	»	»	Mort 14 heures après injection.	Mort.	Lésions assez marquées de la substance cérébrale à l'autopsie.
2	Pitha (70).	5 à 8 jours.	»	»	»	»	Mort.	
3	—	»	»	»	»	»	Mort.	
4	—	»	»	»	»	»	Mort.	
5	Du Hamel (71).	15 jours.	2e jour.	»	»	Amélioration.	Guérison en 15 jours	Tétanos bénin.
6	Delvincourt (72).	9 jours.	1er jour.	»	Sérum sous-cutané.	Exacerbation des symptômes, puis amélioration.	Guérison en 24 jours	
7	Machard (73).	7 jours.	24 heures.	»	Sérum sous-cutané.	»	Mort le 3e jour.	Lésions légères à l'autopsie.
8	Follet (74).	11 jours.	48 heures.	»	»	Délire.	Mort en 14 jours.	Autopsie négative.
9	Forgues (75).	34 jours.	9e jour.	»	Sérum sous-cutané précédant le sérum intracérébral.	Amélioration en 2 jours.	Guérison.	
10	Bousquet (76).	6 jours.	9e jour.	»	»	Ralentissement du pouls pendant l'injection.	Mort.	
11	—	8 jours.	x	»	Sérum sous-cutané.	Amélioration le 15e jour seulement.	Guérison.	
12	Routier (77).	12 jours.	x	»	»	»	Mort en 22 heures.	
13	Hue (78).	6 jours.	2e jour.	»	»	»	Mort en 12 heures.	Lésions très marquées à l'autopsie.
14	Quénu (79).	x	»	»	»	Amélioration légère.	Mort le 3e jour de broncho-pneumonie	
15	—	x	»	»	»	Exacerbation.	Mort en 14 heures.	
16	Lucas-Championnière (80).	12 jours.	8e jour.	»	»	»	Guérison.	
17	—	Tétanos viscéral.	»	»	»	»	Mort en 36 heures.	Piqueté hémorragique à l'autopsie.
18	Reclus (81).	10 jours.	24 heures.	»	»	»	Mort en 16 heures.	
19	Remy (82).	Aigu.	»	»	»	»	Mort.	
20	Chaput (83).	5 jours.	8 heures.	»	»	»	Mort en 24 heures.	
21	Richelot (84).	15 jours.	48 heures.	»	»	»	Mort en 6 heures.	
22	Hartmann (85).	Tétanos dit chronique.	»	»	»	»	Mort en 26 heures.	
23	Larrieu (86).	5 jours.	Immédiate	»	»	»	Mort le 7e jour.	
24	Villon (87).	x	Le jour même.	»	»	»	Guérison.	
25	—	x	»	»	»	»	Guérison.	
26	Chaput (88).	8 jours.	Immédiate	»	»	»	Mort en 24 heures.	
27	Beurnier (89).	8 jours.	5e jour.	»	Sérum sous-cutané.	»	Mort en 24 heures.	
28	Veslin (90).	13 jours.	2e jour.	»	»	Amélioration légère passagère.	Mort en 36 heures.	
29	Quénu (91).	x	»	»	»	»	Mort le 3e jour.	
30	—	15 jours.	4e jour.	»	Sérum sous-cutané.	»	Mort en 24 heures.	
31	Ricard (92).	x	2e jour.	»	»	»	Mort le 3e jour.	
32	Nimier (93).	11 jours.	12 heures.	»	Sérum sous-cutané.	»	Mort par infection générale 4 j. après.	Lésions peu importantes à l'autopsie.
33	Delmas (94).	7 jours.	2e jour.	»	»	Exacerbation.	Mort en 13 heures.	Lésions nécropsiques.
34	Hœckel et Reynès (95).	8 jours.	3e jour.	»	»	Exagération des symptômes. Généralisation.	Mort en 24 heures.	Lésions minimes.
35	Girard (96).	10 jours.	24 heures, nouvelle injection le 2e jour.	2 injections	Injection sous-cutanée. 50cc intraveineuses.	»	Guérison.	
36	—	x	2e jour.	»	»	»	Mort en 7 heures.	
37	—	x	x	»	Injection sous-cutanée et intraveineuse.	»	Guérison.	
38	Ombrédanne (97).	9 jours.	4e jour.	»	Injection sous-cutanée.	Aucune amélioration immédiate.	Guérison.	
39	Chauffard et Quénu (98).	14 jours.	4e jour.	»	Injections sous-cutanées répétées.	»	Guérison.	Subdélire au bout de 48 heures.
40	Bacaloglu (99).	x	2e jour.	»	Injections sous-cutanées	»	Mort.	Lésions à l'autopsie
41	Garnier (100).	x	7e jour.	»	110cc sous-cutanées.	»	Guérison lente.	Troubles psychiques. Délire.
42	Robert (101).	3 semaines.	36 heures.	»	Injections sous-cutanées	»	Mort le soir.	Lésions notables à l'autopsie.
43	Semple (102).	x	26 heures.	»	20cc sous-cutanées.	»	Guérison 13 j. après	

N°s	NOMS DES AUTEURS	DURÉE de l'incubation	DATE de l'injection	NOMBRE et dose des injections	TRAITEMENT CONCOMITANT	EFFET IMMÉDIAT	RÉSULTAT	OBSERVATIONS
44	Jally (1)	8 jours.	5e jour.	»	»	Aggravation.	Mort.	Tétanos viscéral.
45	Violette (103)	7 jours.	2e jour.	»	»	»	Mort en 1/2 heure.	Tétanos viscéral.
46	Chaillous (104)	6 jours.	2e jour.	»	»	»	Mort en 14 heures.	
47	Violette (103)	5 jours.	8 heures.	»	»	»	Mort en 26 heures.	
48	Le Dentu (105)	15 jours.	2e jour.	»	»	»	Guérison.	Semble être une méningite cérébro-spinale.
49	Violette (103)	5 jours.	2e jour.	»	»	»	Mort en 24 heures.	
50	Hartmann (106)	Tétanos aigu	»	»	»	»	Mort.	
51	Church (107)	12 jours.	7e jour.	»	Sérum intraveineux et sous-cutané.	»	Guérison.	
52	Robinson (108)	10 jours.	2e jour.	»	Sérum intraveineux et sous-cutané.	»	Mort tardive par néphrite.	
53	Johnson (109)	7 jours.	3e jour.	»	»	»	Mort en 12 heures.	
54	Julliard (110)	x	18 heures.	»	»	»	Mort en 16 heures	
55	Bilhaut (111)	x	9e jour.	»	»	»	Mort en 6 heures.	
56	Gibb (112)	17 jours.	30 heures.	Plusieurs injections intra-cérébrales	Sérum sous-cutané.	»	Mort tardive par abcès cérébral.	Publié comme guérison dans les auteurs.
57	Montagnon et Pinatelle (113)	x	3e jour.	10cc de chaque côté.	»	»	Mort en 24 heures.	Lésions marquées.
58	Læper et Oppenheim (43)	x	24 heures.	»	»	»	Mort le 7e jour.	Lésions légères.
59	Letulle (114)	8 jours.	7e jour.	»	Sérum sous-cutané.	Élévation pouls et respiration.	Guérison.	Crises hystériformes.
60	Comby (115)	8 jours.	6e jour.	4cc.	Injections sous-cutanées	Élévation de température.	Mort en 41 heures.	
61	Letoux (116)	9 jours.	2e jour.	20cc en 2 fois.	Injection sous-cutanée (105cc), chloral, KBr, morphine	»	Guérison.	
62	Lawrence (117)	8 jours	2e jour.	4cc.	Injections sous-cutanées, chloral, quelques injections sous-cutanées d'une solution phéniquée.	»	Guérison.	
63	Tizzoni (118)	18 jours.	15e jour.	10cc.	Injections intraveineuses de 80cc. Baccelli.	»	Guérison.	
64	—	x	»	»	»	»	Mort.	
65	Judet (68)	»	»	»	Injections sous-cutanées, chloral.	»	Mort.	
66	Rambaud (131)	10 jours.	1er jour.	6cc.	750cc sous-cutanées, 50cc intraveineux.	»	Guérison ?	Malade meurt 10 jours après la disparition de tous les symptômes du tétanos.
67	Kocher (132)	15 jours.	2e jour.	10cc.	90cc intraveineux, chloral, morphine.	»	Guérison.	
68	Tavel (129)	11 jours.	1er jour.	6cc.	50cc intraveineux, 40cc sous-cutané.	»	Guérison.	
69	—	17 jours.	5e jour.	5cc.	90cc intraveineux, chloral.	»	Guérison.	
70	Kocher (133)	17 jours.	16e jour.	10cc.	80cc intraveineux, chloral, morphine, Baccelli.	»	Guérison.	

CHAPITRE IV

VOIE SOUS-ARACHNOÏDIENNE

L'idée d'injecter une substance dans l'espace sous-arachnoïdien revient à Corning qui, en 1886, introduisit dans l'espace sous-arachnoïdien vertébral de la cocaïne associée à d'autres substances médicamenteuses. C'est un point historique que M. Tuffier a bien mis en relief (1).

Quincke, en 1891, inventa la ponction lombaire et raconta qu'elle était inoffensive ; il croyait qu'elle pouvait être d'une certaine utilité thérapeutique dans quelques affections.

Sicard, en avril 1898 (2), communique à la Société de Biologie le résultat de ses recherches sur la tolérance du liquide céphalo-rachidien pour les toxines, toxalbumines, alcaloïdes, médicaments, etc... Les expériences avaient été faites sur des chiens. Il rapporte en outre l'observation d'un malade du service de M. Brissaud, qui était atteint de tétanos.

Ce malade au 8e jour d'un tétanos franchement déclaré

---

(1) Tuffier. L'analgésie chirurgicale par la voie rachidienne. *OEuvre médico-chirurgicale*, n° 24, Masson, éditeur.
(2) Sicard. *Société de Biologie*, 30 avril 1898.

reçut par la voie intrarachidienne 4 centimètres cubes de sérum antitétanique. Il avait reçu auparavant 3o centimètres cubes du même sérum par la voie sous-cutanée sans aucun résultat. A la suite de l'injection intrarachidienne, il y eut une amélioration momentanée ; mais le malade mourut 36 heures après cette tentative thérapeutique.

C'est, croyons-nous, la première fois où l'on tenta d'introduire chez l'homme du sérum antitétanique par cette voie. Il est à noter qu'à l'époque où cela fut fait, Sicard ne connaissait pas les travaux de Roux et Borrel sur le tétanos cérébral. Signalons que ces savants disent au cours de leur article intitulé « Tétanos cérébral et immunité contre le tétanos » que les injections du sérum dans le canal rachidien des lapins leur a donné jusqu'à présent de moins bons résultats que l'injection intracérébrale.

Sicard continua ses expériences qui lui démontrèrent de plus en plus la grande tolérance du liquide céphalorachidien. Jaboulay, Jacob, etc., confirmèrent ce que Sicard avait avancé et maintenant la tolérance du liquide céphalo-rachidien est admise par la plupart des médecins.

Le second cas de tétanos traité par l'injection du sérum dans la cavité sous-arachnoïdienne appartient à M. Jaboulay (de Lyon)(1). Il s'agit d'un homme de 18 ans qui, le 14 octobre 1898, se fait une blessure légère de la plante du pied. Le 21 octobre, premiers symptômes du tétanos, l'incubation avait donc duré 7 jours. Il entre à

____

(1) JABOULAY. *Lyon médical*, 1898, t. LXXXIX, p. 377.

l'hôpital le lendemain 22 octobre ; à son entrée, on pratique l'excision de la cicatrice plantaire. On fait la ponction de Quincke, il s'écoule 10 centimètres cubes de liquide absolument clair, on injecte alors 10 centimètres cubes de sérum antitétanique. On ordonne du chloral et de la morphine. Il ne se produit aucune amélioration. Le malade meurt 5 heures après l'injection, à 3 heures de l'après-midi, dans une crise plus violente que les précédentes. A l'autopsie, on constate que le liquide céphalo-rachidien est légèrement teinté en rouge.

Cependant, la voie rachidienne ne fut pas la seule suivie pour faire pénétrer une substance médicamenteuse dans la cavité sous-arachnoïdienne. C'est ainsi que, dans une observation de H. S. Collier(1) intitulée « Sur un cas de tétanos traité à Sainte-Mary's Hopital par les injections antitétaniques de Roux dans l'espace subdural — Guérison », on fit l'injection de 10 centimètres cubes de sérum dans la cavité sous-arachnoïdienne par la voie crânienne. Il s'agissait d'un homme de 27 ans qui, le 11 février 1899, se fait une plaie au pouce. Le 20 février, 9 jours après la blessure, il présente les premiers symptômes du tétanos ; le 25 février, il entre à l'hôpital et le jour même on lui injecte dans les flancs et les aisselles trois doses de 10 centimètres cubes de sérum antitétanique préparé à l'Institut Jenner de Londres. On donne en outre du chloral.

La nuit fut tranquille, les symptômes moins intenses.

---

(1) H. S. COLLIER. *The Lancet*, 13 mai 1899.

Puis les jours suivants, le malade passe par des alternatives d'amélioration et d'aggravation.

Le 1er mars, on reçoit du sérum antitétanique que l'on avait demandé à l'Institut Pasteur de Paris. On fait une injection de 10 centimètres cubes de ce sérum dans la cavité sous-arachnoïdienne par la voie crânienne. L'opération est ainsi décrite par H. S. Collier :

« *On fit une incision dans la région occipitale droite, incision courbe d'environ 1 pouce 3/4 de longueur, mettant à nu l'os qui fut débarrassé de ses parties molles, une couronne de trépan de 1/2 pouce fut appliquée et la rondelle d'os fut enlevée.* »

Pendant tout le temps que dura l'opération, on ne nota aucun accident. Dans l'après-midi, les contractions persistaient, la température montait à 40°, le pouls à 132. Mais le lendemain, 18 heures après l'injection, il y avait une rémission des contractures des muscles pharyngiens et des muscles du groupe cervical postérieur. La diminution des contractions des autres muscles fut progressive et le malade guérit.

P. Jacob, dans un article intitulé « *Recherches cliniques et expérimentales sur les injections sous-arachnoïdiennes* » (1), expose dans une première partie ses recherches expérimentales ; dans l'autre, il relate plusieurs faits cliniques où il a eu recours aux injections de substances médicamenteuses. C'est ainsi qu'il cite l'observation suivante : Une femme, 10 jours après une fausse

---

(1) P. JACOB. *Deutsche medicinische Wochensch.*, 1900, nos 3 et 4, p. 46 et 64.

couche, présente les symptômes du tétanos. Elle arrive à l'hôpital 6 jours après le début des accidents. On lui fit une injection sous-arachnoïdienne de 10 centimètres cubes de sérum de Behring, et en même temps, on lui injecta sous la peau 2 grammes de sérum de Tizzoni. Comme aucune amélioration ne s'était produite, on fit deux jours plus tard une nouvelle injection sous-arachnoï-dienne de sérum antitétanique. Le lendemain, une amélioration se manifesta et la malade finit par guérir.

A cette occasion, l'auteur a pu constater que les injections sous-arachnoïdiennes ont provoqué chaque fois une élévation de température et que le liquide cérébro-spinal retiré avant l'injection de sérum ne contenait pas de toxine tétanique qui, par contre, existait dans le sang de la malade.

L'auteur n'attribue pas la guérison de sa malade à la voie dont il s'est servi et ne croit pas que la voie sous-arachnoïdienne soit plus efficace que la voie sous-cutanée.

Sicard signale dans sa thèse deux autres cas : le premier est celui d'une femme de 42 ans, dont l'état était désespéré lorsqu'on lui pratiqua la première injection lombaire : après évacuation de 15 centimètres cubes de liquide céphalo-rachidien, on injecta, en 25 minutes, 60 centimètres cubes de sérum antitétanique ; on lui fit une seconde injection deux jours plus tard, puis la malade mourut. Le second cas est celui d'une femme de 38 ans, tabétique, morphinomane, à laquelle on injecta 40 centi-mètres cubes de sérum sous l'arachnoïde lombaire et 4 centimètres cubes par la voie intracérébrale, la malade mourut trois jours plus tard.

Actuellement, la voie sous-arachnoïdienne rachidienne est employée par un certain nombre de chirurgiens pour introduire par ce moyen dans la cavité sous-arachnoïdienne une dose de cocaïne qui amènera l'anesthésie de la partie inférieure du corps. Notre maître, M. Doléris (1), emploie assez fréquemment cette méthode, soit chez des femmes en travail, soit pour pratiquer certaines opérations sur les organes génitaux. Nous avons vu pratiquer ainsi un grand nombre de rachi-cocaïnisations et avons même eu l'occasion d'en faire quelques-unes. Nous avons pu nous convaincre de la facilité et de l'innocuité de la méthode. Il n'y a pas à notre avis d'exercice de médecine opératoire qui soit plus simple à faire qu'une ponction lombaire.

Dans la thèse d'un ancien interne de M. Doléris, M. Malartic (2), on trouve décrit le procédé employé dans le service de notre maître ; il est d'une très grande simplicité, nous le résumerons en quelques lignes :

Le malade étant assis sur le bord du lit, les deux bras portés en avant, le dos recourbé (on recommande au malade de « faire le gros dos »), on fait repérer par un aide les crêtes iliaques. La région lombaire étant soigneusement brossée et aseptisée, il faut déterminer l'espace à ponctionner. On se souviendra qu'un plan horizontal, passant par le point le plus élevé des crêtes iliaques, coupe la quatrième vertèbre lombaire, c'est au-dessus ou au-

---

(1) DOLÉRIS et MALARTIC. *Académie de méd.*, 17 juillet 1891 ; *Soc. d'obstétrique, de gynécologie et de pédiatrie*, 9 novembre 1900 ; *Revue de thérapeutique médico-chirurgicale*, 15 décembre 1900.

(2) MALARTIC. *Thèse*, Paris, 1901.

dessous d'elle dans le troisième espace ou dans le quatrième, que l'on va aborder le cul-de-sac dural. La pulpe
de l'index gauche suit le bord postérieur de l'apophyse
épineuse située au-dessous de l'espace choisi et s'arrête au
niveau de l'angle supérieur de ce bord sur lequel elle se
place à cheval. Le bord droit de l'index marque le point
où doit être enfoncée l'aiguille. On a soin de conserver
dans la lumière de l'aiguille le fil de métal qui y a été
placé avant la stérilisation et que l'on attire simplement
pour dégager la pointe. Sans cette précaution, l'aiguille
peut s'obturer d'un fragment de tissu cellulaire ou de tissu
musculaire qu'elle charge pendant son voyage à travers
les téguments. On anesthésie rapidement la peau à l'aide
d'un jet de chlorure de méthyle et l'on enfonce l'aiguille
au point indiqué, doucement, méthodiquement, en
cherchant à se rendre un compte exact des régions que
l'on parcourt. L'aiguille doit marcher droit devant elle,
parallèlement à l'apophyse épineuse et perpendiculaire-
ment à l'axe du corps. Ainsi conduite, elle ne peut ren-
contrer aucun obstacle. Après la peau et le tissu cellulaire
sous-cutané, elle perfore l'aponévrose lombaire, chemine
dans l'épaisseur de la masse musculaire sacro-lombaire et
arrive directement sur le ligament jaune qu'elle recon-
naît à sa résistance et qu'elle perfore pour s'enfoncer
encore très lentement de quelques millimètres. A ce
moment, on retire le fil intérieur et le liquide céphalo-
rachidien apparaît à sa suite.

Si l'on n'obtient pas l'écoulement du liquide, qui
seul indique que l'on a pénétré dans le cul-de-sac dural et
sans lequel il ne faut jamais pratiquer l'injection, on pousse

légèrement l'aiguille ou on la retire de deux ou trois millimètres. Cette petite manœuvre suffit en général à dégager
la pointe.

Cette technique diffère peu de celle de M. Tuffier (1).
Nous ajouterons que l'injection quelle qu'elle soit doit
être poussée avec la plus grande lenteur et de plus que la
quantité de liquide à injecter ne doit pas être trop grande.
C'est ainsi que nous ne croyons pas qu'il soit prudent de
dépasser par cette voie la dose journalière de 60 centimètres cubes de sérum antitétanique, peut-être même serait-il
plus prudent pour une quantité relativement aussi importante de laisser au préalable s'écouler quelques centimètres cubes de liquide céphalo-rachidien, afin d'éviter autant
que possible des phénomènes de compression ; c'est d'ailleurs ce que conseille Sicard.

Quant à la valeur de cette méthode appliquée à la sérothérapie antitétanique, le trop petit nombre d'observations
ne nous permet pas de conclure. Sur les cinq cas relatés
plus haut, il y eut deux guérisons (Collier, Jacob) et trois
morts (Jaboulay, Sicard) : ce n'est pas sur cinq cas que
l'on peut baser une statistique et approuver ou condamner
une méthode qui n'a pas fait suffisamment ses preuves.
Elle a pour elle d'être très facile à pratiquer et de n'être
pas, croyons-nous, dangereuse. En outre, elle a l'avantage de mettre rapidement en contact le sérum antitétanique avec les cellules nerveuses sans présenter les inconvé-
nients de l'injection intracérébrale.

Nous souhaitons que de nombreuses expériences soient

______

(1) Tuffier. *Loco citato.*

faites qui puissent déterminer exactement la valeur de cette méthode qui mérite, à notre avis, d'être prise sérieusement en considération.

Avant de terminer ce chapitre, nous voulons signaler deux voies nouvelles d'introduction de la toxine qui n'ont pas encore été employées chez l'homme : la voie épidurale préconisée par M. Cathelin et la voie nerveuse. Cette dernière mériterait surtout d'être étudiée et expérimentée. M. Marie a montré que le poison tétanique chemine par les nerfs et c'est pour cela que, chez les animaux, la contracture commence toujours dans la région où l'injection a été pratiquée ; si l'on a introduit de la toxine dans un tronc nerveux, il se produit un tétanos de la région ; mais si l'on coupe le nerf d'une région donnée et si, après cicatrisation, on injecte dans le territoire paralysé une dose strictement mortelle de toxine, l'animal opéré ne devient pas tétanique. Il est donc bien démontré que le poison tétanique, s'il peut accessoirement pénétrer dans le sang d'où il est extrait par les cellules nerveuses, suit surtout le trajet des nerfs pour être, au bout d'un certain nombre d'heures, fixé par les cellules nerveuses de l'axe cérébrospinal. Il serait donc intéressant de savoir si l'antitoxine peut suivre aussi rapidement ce chemin pour aller neutraliser la toxine fixée par les cellules de la moelle épinière et du bulbe.

CHAPITRE V

Parmi les sept observations que citent Roux et Vaillard dans leur travail de 1893, il en est une où l'on trouve signalé l'emploi d'injections intraveineuses de sérum antitétanique. Il s'agissait d'un enfant traité par le Dr Morax qui, à la suite d'une plaie de la main, présenta cinq jours après l'accident les premiers symptômes du tétanos ; mais, comme les accidents étaient tellement intenses, le Dr Morax jugea à propos, pour faire pénétrer plus rapidement l'antitoxine dans l'économie, de pratiquer dès le premier jour une injection intraveineuse de dix centimètres cubes de sérum antitétanique ; on donna en outre du chloral. Le lendemain, on fit par la voie sous-cutanée une nouvelle injection de dix centimètres cubes.

L'enfant mourut 36 heures après le début du tétanos.

Le pouvoir antitoxique du sérum était d'un million. Le cas était très grave, l'incubation avait été courte (5 jours) ; d'autre part, la dose et le pouvoir antitoxique du sérum avaient été insuffisants, c'était donc un cas mauvais à tous points de vue.

Cette tentative passa inaperçue et ce n'est qu'en 1896 que cette méthode fut reprise par Bienwald, puis bientôt par un certain nombre de médecins. Elle n'est pas encore couramment employée, nons n'avons pu en réunir que trente et un cas.

Cette nouvelle voie a comme premier avantage d'être de la plus grande simplicité.

M. Lejars (1) a très clairement exposé la technique des injections intraveineuses de sérum artificiel, qui ne diffère en rien de celle employée pour l'antitoxine tétanique; la seule différence consiste dans la nature du liquide à injecter. Nous rappellerons rapidement les règles données à ce sujet par M. Lejars.

Les mains de l'opérateur, ainsi que la région sur laquelle on va opérer, sont soigneusement aseptisées.

Si les veines sont gonflées et très saillantes, on peut se passer de faire une incision, on procède par *ponction*. Le doigt étant appuyé au-dessus du point choisi sur le cordon veineux et servant à le fixer, l'aiguille est introduite obliquement de bas en haut, jusque dans la veine ; on a eu soin préalablement de bien purger l'appareil d'air. Quand l'injection est terminée, l'aiguille est retirée, et la région soumise à une compression modérée.

Le plus souvent, les veines sont peu apparentes, et il faut les découvrir au bistouri : une compression circulaire, exercée au-dessus du coude, aide à les retrouver.

C'est la médiane céphalique que l'on choisit de préférence, mais la médiane basilique est d'ordinaire plus

---

(1) LEJARS. Le lavage du sang. *OEuvre médico-chirurgicale*, n° 3. Masson éditeur.

grosse, quelquefois seule visible, et il n'y a aucun inconvénient à s'adresser à elle, puisque l'on procède régulière-
ment, à ciel ouvert, et non à l'aveugle, comme dans certaines saignées.

Si la veine est bien apparente, l'incision lui sera pa-
rallèle ; dans le cas contraire, il est mieux de faire une incision verticale, à un doigt en dedans ou en dehors du
tendon du biceps : on croise, de la sorte, le segment veineux, qu'on est certain de découvrir. C'est surtout chez
les femmes grasses que ce premier temps offre parfois
quelques difficultés : en procédant ainsi, on trouvera toujours la veine.

Il est inutile, et peut-être nuisible, de découvrir un
segment veineux de plus de 1 centimètre à 1 centimètre
et demi. On passe sous la veine un fil double, et on lie le
bout inférieur ; le second fil reste sous le bout supérieur,
libre ou retenu par une simple boucle d'attente.

Avec la pointe du bistouri ou des ciseaux, on ouvre le
vaisseau en long, sur 4 à 6 millimètres, et l'opérateur, te-
nant avec une pince l'une des lèvres de l'ouverture, introduit la canule. En général, on n'aura pas besoin de lier
la veine sur la canule : si celle-ci est suffisamment enfoncée (de 1 1/2 à 2 centimètres) et si l'incision veineuse
est assez petite, elle l'obturera elle-même, et la manœuvre
en sera simplifiée.

Devra-t-on injecter le sérum antitétanique pur ? Nous
ne le croyons pas. Nous pensons qu'il sera préférable de
diluer la quantité de sérum antitétanique dans une assez
grande quantité, 500 centimètres cubes par exemple, de
sérum artificiel. Le liquide tend ainsi à se rapprocher

comme composition et comme densité du sérum sanguin, ce qui nous semble à tous points de vue préférable.

Quels sont les avantages de cette nouvelle voie appliquée à la sérothéraphie du tétanos ?

Il est évident que l'antitoxine ainsi injectée est naturellement répandue très rapidement dans l'organisme, le premier travail d'absorption étant supprimé. Le poison tétanique qui circule dans le sang est bien vite neutralisé et les organes ne tardent pas à être, y compris le système nerveux central, imprégnés de cette toxine ; or, on sait qu'en présence d'un cas de tétanos, on doit lutter de vitesse avec l'intoxication, il est donc évident que l'injection intraveineuse sera un moyen rapide et sûr de faire pénétrer l'antitoxine dans l'organisme. Il n'y a d'ailleurs aucun inconvénient inhérent à la méthode lorsque l'on a opéré aseptiquement.

Cette méthode est encore peu employée en France, elle l'est d'avantage à l'étranger. Les résultats obtenus sont cependant encourageants. C'est ainsi que les 31 cas que nous avons pu recueillir se décomposent de la façon suivante :

Cas où l'incubation a été inférieure à 10 jours : 19 cas { 11 morts, 8 guérisons, soit 57,8 p. 100 de mortalité.

Cas où l'incubation a été supérieure à 10 jours : 8 cas { 1 mort, 7 guérisons, soit 12,5 p. 100 de mortalité.

Cas où la durée de l'incubation est inconnue : 4 cas { 1 mort, 3 guérisons, soit 25 p. 100 de mortalité.

Statistique globale : 31 cas { 13 morts, 18 guérisons, soit 41,9 p. 100 de mortalité.

Cette méthode, d'une technique très simple, d'une grande rapidité d'action, d'une innocuité certaine, donne donc de bons résultats. La proportion de mortalité est inférieure de 24 pour 100 à celle de la sérothérapie intracérébrale, mais un peu supérieure à celle de la voie souscutanée. Cette légère augmentation (6,6 pour 100) de mortalité n'est pas due à la méthode elle-même, elle vient de ce que, jusqu'à présent, on a employé la voie intraveineuse surtout dans les cas très graves, où l'intoxication déjà très prononcée commandait d'intervenir très rapidement et par conséquent d'introduire le plus vite possible dans l'organisme le sérum antitétanique ; il n'est donc pas surprenant que la mortalité soit ici un peu supérieure à celle des cas traités par la voie sous-cutanée, qui est employée aussi bien dans les cas aigus que dans de nombreux cas subaigus et chroniques.

Nous croyons que la méthode des injections intraveineuses sera employée avec avantage concurremment avec les injections sous-cutanées dans tous les cas de tétanos ; elle est tout particulièrement indiquée dans les cas aigus où il faut agir vite. Cette méthode pourra dans ces derniers cas rendre les plus grands services.

Tableau III. — Injections intraveineuses.

N°s	NOMS DES AUTEURS	DURÉE de L'INCUBATION	DATE de L'INJECTION	NOMBRE ET DOSE des injections	TRAITEMENT CONCOMITANT	EFFET IMMÉDIAT	RÉSULTAT	OBSERVATIONS
1	Roux et Vaillard (119)	5 jours	1er jour	10cc	20cc sous-cutanées.	»	Mort.	
2	Bienwald (120)	x	2e jour	x	Morphine.	»	Mort.	
3	Kortmann (121)	7 jours	1er jour	5cc	Chloral.	»	Mort.	Cas très grave, la mort survient 27 heures après le début de l'affection.
4	Rose (122)	x	4e jour	x	Opium, chloral.	»	Guérison.	Cas bénin.
5	Erdheim (123)	13 jours	2e jour	x	Injections sous-cutanées, chloral et morphine.	»	Mort.	Tétanos céphalique.
6	Bruno (124)	4 jours	3e jour	25cc	500cc sous-cutanées, morphine.	Aggravation	Mort.	
7	—	9 jours	2e jour	500cc	Morphine et chloral.	»	Mort.	
8	—	7 jours	1er jour	500cc	»	»	Mort.	
9	Robinson (108)	10 jours	2e jour	50cc le 2e jour. 50cc le 3e jour.	Injection intracérébrale et sous-cutanées.	»	Guérison, puis mort par néphrite.	
10	Girard (96)	10 jours	2e jour	50cc	Injection intracérébrale.	»	Guérison.	
11	—	10 jours	»	»	Injections sous-cutanées, puis intracérébrale.	»	Guérison.	L'injection intraveineuse n'aurait pas été suivie d'amélioration.
12	Asam (125)	x	2e jour	50cc	»	»	Guérison.	
13	Bruns (126)	7 jours	9e jour	25cc	Injections sous-cutanées.	»	Mort.	Injection intraveineuse très tardive.
14	Schubert (127)	8 jours	1er jour	5cc	Morphine et chloral.	»	Mort.	
15	Mixter (39)	8 jours	2e jour	3,290cc en tout	Injections sous-cutanées, morphine, KBr, Chloral, paraldéhyde, anesthésie.	»	Guérison.	Cas très grave. Le pouvoir antitoxique du sérum employé était faible.
16	Heddaens (128)	9 jours	5e jour	150cc	»	»	Guérison.	
17	—	2 jours 1/2	1er jour	x	Injections sous-cutanées, chloral et opium.	»	Guérison.	Cas très grave. Tétanos céphalique.
18	—	5 jours	4e jour	50cc	Chloral, opium et morphine.	»	Mort.	
19	[illegible]	[illegible]	[illegible]	[illegible]	[illegible]	[illegible]	[illegible]	
20	[illegible]	[illegible]	[illegible]	[illegible] en tout	Injections sous-cutanées, [illegible] ral, morphine, hyoscianine.	»	Guérison.	
21	Garnier (100)	x	4e jour	30cc	80cc sous-cutanées, 6cc intra-cérébrale, chloral.	»	Guérison.	
22	Rambaud (131)	10 jours	1er jour	50cc	750cc sous-cutanées, 6cc intra-cérébrale.	»	Guérison.	Malade meurt 10 jours après la disparition de tous les symptômes du tétanos.
23	Church (107)	12 jours	7e jour	25cc	375cc s.-cutanées, chloral, morphine, sérum antistreptococc.	»	Guérison.	
24	Kocher (132)	15 jours	2e jour	90cc	10cc intracérébrale, chloral, morphine.	»	Guérison.	
25	Tavel (129)	11 jours	1er jour	50cc	40cc sous-cutanées, 6cc intra-cérébrale.	»	Guérison.	
26	—	17 jours	5e jour	90cc	10cc intracérébrale, chloral.	»	Guérison.	
27	Kocher (133)	17 jours	16e jour	80cc	10cc intracérébrale, chloral, morphine, Baccelli.	»	Guérison.	
28	Moscheowitz (134)	7 jours	1er jour	30cc	5cc intracérébrale, chloral, KBr, morphine.	»	Mort.	
29	Tizzoni (118)	17 jours	17e jour	80cc	10cc intracérébrale, Baccelli.	»	Guérison.	
30	Oppenheim (68)	9 jours	4e jour	190cc	Injections sous-cutanées, chloral, morphine.	»	Mort.	
31	Loeper (68)	11 jours	2e jour	120cc	Chloral à faible dose.	Légère amélioration.	Guérison.	

Après avoir étudié en détail chaque voie d'introduction de l'antitoxine dans l'organisme et les résultats que chacune d'elle pouvait donner, nous croyons utile de réunir en un tableau les statistiques fournies par les trois principaux modes d'introduction du sérum antitétanique qui seuls permettent, grâce à un nombre suffisant d'observations, d'établir des statistiques sérieuses ; il sera alors facile en lisant ce tableau de se rendre compte de la voie la meilleure dans l'état actuel de nos connaissances.

| | DURÉE D'INCUBATION | | | STATISTIQUE |
	INFÉRIEURE à 10 jours	SUPÉRIEURE à 10 jours	INCONNUE	GLOBALE
Voie sous-cutanée.	42 o/o de mortalité.	17,6 o/o de mortalité.	48,8 o/o de mortalité.	35,3 0/0 de mortalité.
Voie intraveineuse.	57,8	12,5	25	41,9
Ve iointracérébrale.	73	48	75	65,7

OBSERVATIONS

TRAITEMENT DE BACCELLI

OBSERVATION I

X. DELORE. *Gazette des Hôpitaux*, 1900 - nº 100.

Q...(Joséphine), 21 ans, cultivatrice, entre le 17 mai 1900, dans le service de M. Poncet, pour une plaie de la cuisse compliquée d'accidents tétaniques. Dix-sept jours avant, en jouant, elle reçut, par accident et à bout portant dans la partie supéro-externe de la cuisse, à 4 ou 6 centimètres de l'épine iliaque antéro-supérieure, la décharge d'un petit pistolet destiné à tuer les taupes dans leurs galeries souterraines. Cette arme était souillée de terre. Six jours après, par la plaie suppurante sortirent des débris de bourre et de vêtements et quelques plombs nos 10 et 11.

Le 8e jour se déclare une douleur du talon avec une tuméfaction inflammatoire au niveau de la plaie.

Enfin le 12e jour apparaissent des phénomènes nerveux sous forme de contractions musculaires intermittentes survenant toutes les dix minutes et occupant tous les muscles du tronc et du bassin. Ces contractions déterminaient l'orthotonos forçant la malade à se rejeter en arrière quand, par exemple, elle était assise sur une chaise. Ces accidents étaient réveillés facilement par le moindre bruit, par la chute d'une cuiller. Les lancées semblaient manifestement venir de la plaie.

On notait encore un trismus tel, que la blessée pouvait avec peine introduire dans sa bouche un petit morceau de pain. Mais ce trismus était intermittent.

Le chloral et l'opium ont amené une diminution dans la fréquence des crises, qui ont été au nombre de deux dans les douze dernières heures.

Actuellement, trismus modéré avec un écart de deux centimètres entre les arcades dentaires, un peu de raideur du tronc et de la nuque, légère céphalée, intelligence normale.

On constate à 4 ou 5 centimètres en dehors et au-dessous de l'épine iliaque antéro-supérieure une plaie admettant le petit doigt et conduisant dans une cavité profonde. La pression fait sourdre du pus mal lié. On donne 8 grammes de chloral et on isole la malade. Température 38°,4.

Le 18 *mai*, on incise au thermocautère l'abcès profond, qui conduit jusqu'à l'os iliaque, on en retire un fragment de papier représentant la bourre et une vingtaine de grains de plomb. Drainage de ce foyer contus.

Le lendemain 19 *mai*, la température atteignait 39°,5. Le trismus paraît avoir augmenté malgré le traitement par le chloral. On institue aussitôt le traitement de Baccelli qui fut appliqué rigoureusement jusqu'au 11 juin.

Pendant ce laps de temps, les crises de convulsions furent rares, le tétanos restait surtout caractérisé par des contractures occupant le membre atteint et tous ses segments. Le trismus persistait ainsi qu'une légère raideur du tronc.

Le 9 *juin*, apparaît une éruption scarlatiniforme généralisée. La suppression du chloral n'eut pas d'effet sur sa disparition ; aussi supprime-t-on l'acide phénique le 11 juin.

Le 14 *juin*, la malade ne présentait ni éruption, ni accidents tétaniques. Elle sortait guérie le 15 juillet.

La température s'était maintenue entre 38° et 38°,5 jusqu'au 1er juin.

Dans le papier retiré de la plaie, M. Louis Dor, chef du laboratoire de la clinique, retrouva des bacilles de Nicolaïer, qui donnèrent des cultures caractéristiques.

En résumé : Température de 39° pendant 5 jours, jeune fille robuste de 21 ans. Incubation d'environ 10 jours, traitement de Baccelli, le 8ᵉ jour de la maladie nettement caractérisée, continué pendant 22 jours.

Injection d'acide phénique à 2 pour 100 : 30 centigrammes par 24 heures.

OBSERVATION II (résumée)
C. MONTEBELLI. *Supplemento al Policlinico*, 1901, VII, n° 14.

Fattori Lucia, âgée de 24 ans, se blesse au pied gauche, le 3 juin, avec une écharde qui pénètre de plusieurs centimètres dans les parties molles du talon. L'écharde est retirée par elle, une hémorragie assez abondante se produit qu'on arrête avec peine, on ne fait aucune désinfection de la plaie ; la malade continue à vaquer à ses occupations ; souffrant peu ou pas de sa blessure.

Le 14 *juin* au matin, elle est prise d'un accès de fièvre ; en même temps, elle remarque qu'elle éprouve une certaine difficulté à écarter les mâchoires par suite d'une forte sensation de tiraillement des muscles masséters.

A partir de ce jour, la blessure devient plus douloureuse et les phénomènes que nous venons de signaler vont toujours en s'aggravant.

Le 18 *juin*, 5ᵉ jour depuis le commencement des symptômes, elle entre à l'hôpital.

Le 19 *juin*, on est frappé, en examinant la malade, de l'état d'hypertonicité musculaire, spécialement des muscles de la moitié supérieure du corps. La tête est en hyperextension, grâce à la contracture des muscles de la nuque ; ses mouvements de latéralité sont empêchés par la contracture des sterno-cléido-mastoïdiens ; le facies sardonique est caractéristique ; le trismus est si prononcé qu'on ne peut pas écarter les mâchoires de plus de un demi-centimètre.

Les muscles de l'abdomen sont fortement tendus. La malade

présente de temps à autre des secousses convulsives de brève durée, mais très violentes, pendant lesquelles l'opisthotonos et le trismus sont exagérés.

Rien d'anormal du côté des différents viscères. Le pouls est régulier (70). Les urines sont normales.

On pensa qu'il était nécessaire de traiter chirurgicalement la blessure, aussi fit-on une incision profonde qui permit de retirer les corps étrangers, on cautérisa ensuite au thermocautère et on fit tout autour de la plaie des injections d'une solution phéniquée à 3 pour 100.

On isola la malade et on commença le traitement de Baccelli. On débuta avec une solution d'acide phénique à 3 pour 100 et on fit une injection toutes les 4 heures, de façon à pouvoir injecter 18 centigrammes d'acide phénique par jour.

Pendant les deux premiers jours, on ne constata aucune amélioration et même l'opisthotonos et le trismus avaient tendance à s'accentuer. On porta le titre de la solution phéniquée à 5 pour 100, afin de pouvoir injecter 30 centigrammes en 24 heures.

Il se passa 3 jours pendant lesquels les symptômes ne s'amendèrent pas ; on fit alors une injection toutes les deux heures, soit 60 centigrammes d'acide phénique par jour au lieu de 30 centigrammes.

Ce traitement fut continué jusqu'au 8 juillet avec une interruption de deux jours (1er et 2 juillet), nécessitée par une courte apparition d'albumine.

Une première amélioration fut notée le 7e jour du traitement. La malade avait reposé presque toute la nuit et présentait une diminution notable de la rigidité des muscles, spécialement de ceux de l'abdomen et de la nuque.

A partir du 24 juin, l'amélioration progressa lentement d'une façon ininterrompue.

Le 7 juillet, la malade se leva pour la première fois ; elle quitta l'hôpital guérie le 20 juillet.

Pendant toute la durée du traitement, la malade avait pris 25 grammes de sulfate de soude par jour.

OBSERVATION III (résumée).

PERRICONE et SAPPUPO. *Supplemento al Policlinico*, 1900, VI, n° 30.

Chiovaro Vincenzo, âgé de 20 ans, se fait le 6 août une blessure de la main gauche avec section du tendon fléchisseur du 4e doigt. Quatre heures après l'accident, on pratique la suture du tendon, mais pas de la peau. Pendant les jours suivants, on fait d'abondants lavages antiseptiques au sublimé, on draine la plaie; on ne constate pas de fièvre; l'état général est bon.

Le 5e jour, la température monte à 39°; le blessé se plaint de douleurs lancinantes avec irradiations dans le bras. La main est enflée, du pus ichoreux renfermant des bribes de tissu sphacélé s'écoule; on désinfecte largement et on applique un pansement au sublimé que l'on renouvelle deux fois dans la journée.

Le jour suivant, la physionomie du malade n'est plus la même; il éprouve quelque difficulté à ouvrir la bouche et à parler, son cou est rigide, son visage prend l'aspect connu sous le nom de rire sardonique. Il est couvert de sueur et n'a pas dormi pendant la nuit.

Le malade raconte que depuis deux jours il ressentait une tension douloureuse des muscles de la face.

La plaie sécrète beaucoup de pus. La température est à 39°,5.

En présence de tels symptômes (trismus, rigidité de la nuque), survenant chez un blessé, on porte le diagnostic de « Tétanos ».

Le malade est isolé dans une chambre sombre, loin de tout bruit.

13 *août* (1er jour des injections) : On fait toutes les heures pendant le jour une injection de 1 gramme d'une solution phéniquée à 1 pour 100, de façon à injecter environ 16 centigrammes d'acide phénique dans la journée. On prescrit en outre une potion de chloral (5 grammes).

T. : 39°,5. — P. : 95. — R. : 28.

14 *août* (2e jour) : Le trismus a augmenté de même que la

raideur du cou. L'hyperextension de la tête détermine de la dys-phagie et de la dyspnée. La plaie a meilleur aspect.

Même traitement que le jour précédent (16 centigrammes d'acide phénique et 5 grammes de chloral).

T. : 39°. — P. : 90. — R. : 25.

15 *août* (3ᵉ jour) : Les contractures ont gagné les muscles du tronc, le malade est en opisthotonos. La blessure continue à s'améliorer. Même traitement (16 centigrammes d'acide phénique et 3 grammes de chloral).

T. : 39°. — P. : 90. — R. : 24.

16 *août* (4ᵉ jour) : État stationnaire. Même traitement (16 centigrammes d'acide phénique et 3 grammes de chloral).

T. : 39°,1. — P. : 85. — R. : 24.

17 *août* (5ᵉ jour) jusqu'au 22 *août* (10ᵉ jour) : L'état du malade ne varie guère, la température oscille autour de 39°, on alimente le malade avec une sonde passant par les fosses nasales. Les urines sont fortement colorées.

23 *août* (11ᵉ jour) : On diminue le chloral (2 grammes) et on ne fait plus qu'une injection toutes les 2 heures (soit 8 centigrammes d'acide phénique par jour).

T. : 38°,5. — P. : 78. — R. : 21.

24 *août* (12ᵉ jour) : Il apparaît une éruption miliaire sur le dos et les membres, elle respecte la face et l'abdomen. On ordonne deux bains chauds. Même traitement.

25 *août* (13ᵉ jour) et 26 *août* (14ᵉ jour) : Les contractures ont gagné les membres supérieurs. Même traitement.

27 *août* (15ᵉ jour) et 28 *août* (16ᵉ jour) : A ce moment, le malade présente le type complet du tétanos aigu : le facies, les contractures généralisées, la rigidité du corps qui est en orthotonos à tel point que l'on peut le soulever tout d'une pièce. Les accès sont déterminés par la plus petite excitation ; quelquefois, même, ils surviennent sans cause. On suspend le chloral.

29 *août* (17ᵉ jour) au 31 *août* (19ᵉ jour) : On constate une éruption de furoncles, qui envahit presque tout le corps. Peu à peu, les muscles sont moins contracturés. Même traitement.

1ᵉʳ *septembre* (20ᵉ jour) au 7 *septembre* (26ᵉ jour) : Peu à peu, les furoncles se guérissent, les contractures disparaissent. Même traitement.

8 *septembre* (27ᵉ jour) : Le trismus a disparu, tous les mouvements sont libres. On arrête les bains et les injections.

Le malade sort guéri le 18 septembre.

Pendant toute la durée du traitement, le malade a reçu sous la peau 2ᵍʳ,88 d'acide phénique et l'urine n'a jamais présenté la coloration vert brunâtre.

|VOIE SOUS-CUTANÉE

OBSERVATION IV (Inédite).
Service de M. le Dʳ SIREDEY.

Émile C..., âgé de 33 ans, entre le 12 août 1900 à l'hôpital Saint-Antoine, dans le service de M. le Dʳ Siredey.

Le malade raconte que le 29 juillet il s'est blessé au pied droit avec un clou rouillé ; la blessure s'enflamma légèrement, mais se guérit au bout de quelques jours.

Vers le 4 août (six jours après l'accident), le malade éprouva quelques frissons et une certaine difficulté pour ouvrir la bouche. A partir de ce jour, apparaissent successivement de la raideur de la nuque et du tronc, puis de la raideur des jambes, alors qu'augmente en même temps le trismus. Les crises de contractures deviennent de plus en plus fréquentes, elles durent quelques minutes.

Le 12 *août,* jour de son entrée à l'hôpital, le malade présente les signes classiques du tétanos : raideur de la nuque, contracture des muscles du tronc, etc.

On trouve un peu d'albumine dans les urines.

T. : M. 38°,6. — S. 37°,9.

Traitement. — Chloral : 7 grammes en potion.

Du 12 au 16 *août*. — État stationnaire, même traitement.

La température oscille entre 38° et 39°, sauf le 14 au soir où elle atteint 39°,3.

Le 16 *août*, on pratique une injection sous-cutanée de 20 centimètres cubes de sérum antitétanique.

T. : M. 38°,4. — S. 38°,2.

Le 17 *août*, nouvelle injection sous-cutanée de 20 centimètres cubes de sérum ; on continue la potion de chloral (7 grammes).

T. : M. 37°,4. — S. 37°,4.

Le 18 et le 19 *août*, état stationnaire. La température oscille entre 37 et 38°.

Le 20 *août*, les crises deviennent plus fréquentes, elles sont presque subintrantes et très douloureuses. Le trismus est très prononcé.

T. : M. 37°,8. — S. 37°,9.

Traitement. — 5 grammes de chloral et 4 grammes de bromure de potassium en potion.

Le 21 *août*, la nuit a été bonne, il n'y a pas eu de crises, sauf une dans la matinée.

Dans la journée, on n'en compte que trois ou quatre.

Le trismus diminue un peu. Le pouls est à 100.

Même traitement (on donne un gramme de bromure de plus, soit 5 grammes).

T. : M. 37°,6. — S. 38°.

Le 22 *août*, l'amélioration se maintient ; il n'y a pas eu de crise notable dans la nuit ; la raideur des membres a un peu diminué. Même traitement.

T. : M. 37°. — S. 37°,5.

Le 23 *août*, la raideur s'est accentuée ; les crises ont été fréquentes. Il n'y a plus d'albumine. Même traitement.

T. : M. 37°,2. — S. 37°,2.

Le 24 *août*, amélioration notable ; les crises ont été rares, ce qui a permis au malade de reposer presque toute la nuit. Le pouls est à 88.

T. : M. 36°,8. — S. 37°,3.

On fait une injection sous-cutanée de 20 centimètres cubes de sérum antitétanique. Même potion au bromure et au chloral.

Le 25 *août*, l'amélioration s'accentue, le malade a pu sans aide s'asseoir sur le bord de son lit ; il peut remuer la tête à droit et à gauche et l'incline presque facilement en avant et en arrière. Le pouls est à 88. Chloral (5 grammes) et bromure de potassium (5 grammes).

T. : M. 37°. — S. 36°,8.

Le 26 *août*, le malade se plaint de n'avoir pas de sommeil et de ressentir des fourmillements dans les jambes ; il ouvre bien la bouche ; les crises ont complètement disparu ; l'appétit est bon. Même traitement.

Le 27 *août*, amélioration progressive. Même traitement.

Le 28 *août*, on supprime le chloral et le bromure.

Le 29 *août*, sommeil agité.

Le 30 *août*, le malade ne pouvant pas dormir, on lui fait une injection d'un demi-centigramme de morphine.

31 *août* et 1er *septembre*. — Le malade se plaint de douleurs dans les reins ; on constate des signes d'embarras gastro-intestinal. La température s'est élevée à 38°,3.

Le 2 *septembre*. — Même état.

T. : M. 38°,2. — S. 38°.

Le 3 *septembre*. — On constate une éruption de varicelle.

T. : M. 37°. — S. 37°,4.

Dans les jours qui suivent on ne constate rien de particulier ; la varicelle suit son cours.

Le 8 *septembre*. — On fait une injection d'un demi-centigramme de morphine.

Le 10 *septembre*. — Toutes les douleurs ont disparu. La varicelle est complètement terminée.

Le 13 *septembre*. — Le malade sort guéri.

Observation V

Lœper et Oppenheim. *Archives générales de médecine*, avril 1900.

Le nommé B..., fondeur en cuivre, âgé de 18 ans, entre à l'hôpital Tenon, le 25 juin 1899.

La démarche est très particulière. Le corps est absolument soudé, la nuque en extension, le tronc légèrement concave en arrière s'incline à angle obtus sur le bassin. Les jambes sont en extension et abduction.

Au niveau du cou, les sterno-mastoïdiens forment corde. La physionomie est tout à fait curieuse. Tous les muscles de la mimique sont contracturés. Les yeux sont bridés, la fente palpébrale notablement diminuée. Le front est ridé, les sourcils froncés, les narines sont comme pincées et du nez au menton de chaque côté deux profonds sillons s'accusent. Le trismus est très accentué, il ne permet qu'un écartement d'un centimètre.

Les membres supérieurs sont intacts.

Couché, le malade a la tête fléchie sur la poitrine ; les sterno-mastoïdiens énergiquement tendus. Il repose entièrement sur le plan du lit, sans opisthotonos : les membres inférieurs sont en abduction et extension forcées. Les orteils eux-mêmes sont attirés en arrière et étendus de leur première phalange.

Les muscles des gouttières vertébrales sont d'une dureté presque ligneuse : la palpation y détermine, au dire du malade, des crampes et des spasmes pénibles. Les muscles de l'abdomen dépriment et creusent la paroi abdominale.

Les réflexes sont notablement exagérés, il n'y a ni trépidation épileptoïde, ni phénomène des orteils. Les fonctions s'accomplissent normalement. Il n'y a pas de spasmes pendant la déglutition. La vessie ne semble pas atteinte, mais le sphincter anal paraît contracturé et la constipation est opiniâtre.

Il ne se produit pas à proprement parler de crises de contractures douloureuses, mais au moindre attouchement d'une masse musculaire un spasme brusque et en général de courte durée que le malade qualifie de simple crampe.

La recherche de la trépidation épileptoïde et des réflexes a occasionné de semblables troubles du côté des membres inférieurs.

La température est de 37°,5 à l'entrée du malade à l'hôpital et le pouls calme à 92. Pas de dyspnée.

Cet état dure depuis 20 jours, époque à laquelle le malade se réveilla subitement un matin ne pouvant plus ouvrir la bouche. Il crut à une « fausse position », mais la contracture persista et augmenta même le soir au point d'interdire toute alimentation solide.

Il alla voir un médecin qui fit le diagnostic d'angine et lui conseilla des lavages boriqués que le malade fit consciencieuse-ment sans succès.

Deux jours plus tard, la nuque se raidit, les jambes refusè rent le service. A cette époque, il dut y avoir de l'hyperthermie, car le malade se souvient d'avoir eu des nuits fort agitées, des cauchemars et des bouffées de chaleur fréquentes.

Le diagnostic fut hésitant : on hésitait entre méningite cé-rébro-spinale toxique ou infectieuse atténuée et tétanos, lorsque l'on remarqua au pouce de la main droite un arrachement par-tiel de l'ongle avec écrasement et ecchymose.

Le jeune B... raconta alors que 10 jours avant le début des accidents, c'est-à-dire le 24 mai il avait reçu un coup de marteau sur le doigt. Il continua de travailler plusieurs heures avec un doigt sanguinolent et écrasé et ce n'est que deux jours après qu'il se décida à demander conseil.

Il était donc fort probable que l'on avait affaire à un tétanos traumatique d'origine externe et le 27 juin on fit, sous la peau de la fesse une injection de 20 centimètres cubes de sérum an-titétanique à 11 heures du matin. Le lendemain, c'est-à-dire 18 heures après l'injection, la contracture des masséters avait con-sidérablement diminué.

Le soir même, il était possible au malade d'avaler quelques bouchées de viande, même du pain.

Le 29 *juin*. — 20 centimètres cubes de sérum. Les spasmes ont disparu complètement.

Le 30 *juin*. — 20 centimètres cubes à nouveau. La nuque s'assouplit manifestement, le malade peut se lever et marcher dans la salle. Son attitude est moins soudée.

Le 2 *juillet*. — 10 centimètres cubes de sérum. Les masséters et les sterno-mastoïdiens sont souples. Les yeux sont bien ouverts. Les jambes peuvent se plier légèrement.

Le 5 *juillet*. — Disparition des contractures des membres inférieurs.

Le 10 *juillet*. — Le malade sort de l'hôpital, le tronc toujours un peu incliné en avant, mais les membres inférieurs normaux. Il avait reçu 70 centimètres cubes de sérum en 6 jours.

OBSERVATION VI

Lœper et Oppenheim. *Archives générales de médecine*, avril 1900.

Le nommé P... (Antoine), âgé de 38 ans, maçon, est entré le 13 mai 1899, salle Axenfeld, à l'hôpital Tenon. Ses antécédents de famille ne présentent rien de particulier à noter. Lui-même n'a jamais fait de maladie importante, mais il est manifestement atteint d'intoxication alcoolique ancienne; il boit habituellement 2 à 3 litres de vin par jour, 2 ou 3 verres de liqueur et assez fréquemment d'absinthe, et présente du reste des stigmates multiples, rêves professionnels et rêves terrifiants (vision d'animaux, chute dans des précipices), hyperesthésie des membres inférieurs, pituites matinales, etc.

A part ces accidents relevant de l'alcoolisme, cet homme n'a jamais présenté de symptômes d'affection nerveuse.

Il y a quatre semaines environ (16 avril), le malade est pris sous l'éboulement d'un mur dans le chantier où il travaillait. Lorsqu'on l'a relevé, il s'est trouvé atteint de plusieurs plaies contuses situées l'une à la région occipitale, les autres à la face externe de la jambe droite, toutes souillées de terre. Transporté à l'hôpital Saint-Louis aussitôt après l'accident, il y resta 8 jours, puis y revint encore pendant quelque temps faire panser ses plaies en voie de cicatrisation.

Le 2 *mai*, alors que la cicatrisation était complète et qu'il se disposait à reprendre son travail, il est pris assez brusquement de gêne de la mastication et de douleurs en avant des oreilles; il s'aperçoit qu'il n'ouvre la bouche qu'avec difficulté et très incomplètement, en même temps apparaissent des contractions douloureuses dans les membres inférieurs. Il se présente alors de nouveau à l'hôpital Saint-Louis, où l'on juge inutile de l'admettre.

Le lendemain 3 *mai*, le trismus augmente, le malade ne peut absorber que des aliments liquides, dans la journée surviennent à plusieurs reprises des accès de contracture pendant lesquels tous les muscles de la face et des membres inférieurs se raidissent douloureusement.

Les muscles du tronc et des membres supérieurs restent indemnes. Et ces paroxysmes douloureux se renouvellent cinq ou six fois par jour pendant toute la semaine suivante. Ils sont déterminés surtout par les mouvements du malade.

Le 13 *mai*, le malade entre dans notre service.

Au moment où on l'amène dans la salle et pendant qu'on le couche, il est pris d'une crise de contractures, la tête renversée fortement en arrière, le tronc en arc de cercle à convexité antérieure (opisthotonos), les membres raidis en extension avec brusques secousses spasmodiques. Cette crise dure quelques minutes et se calme quand le malade, couché, se trouve au repos complet.

L'examen dénote alors les symptômes suivants : le facies est à peu près normal, il y a seulement un léger degré d'occlusion des paupières et surtout une contracture assez apparente des masséters maintenant la bouche fermée, les muscles de la nuque restent dans un état de demi-raideur qui n'empêche pas les mouvements de la tête, mais les rend difficiles et très peu étendus. Quand le malade essaie d'ouvrir la bouche, le mouvement est

également difficile et l'écartement forcé des mâchoires ne dé-
passe pas 2 centimètres. La parole est gênée, la déglutition
également impossible pour les aliments solides, elle est encore
très pénible pour les liquides.

La contracture a complètement disparu des membres supérieurs et des muscles du tronc ; mais les membres inférieurs
restent en extension forcée : à droite, la flexion du membre est
impossible soit de la part du malade lui-même, soit en essayant
de le lui fléchir par force ; à gauche, il peut fléchir partiellement
la jambe sur la cuisse, mais ce mouvement amène aussitôt des
secousses spasmodiques très douloureuses qui ne cessent que
lorsque la jambe revient au repos.

Les réflexes rotuliens sont très exagérés des deux côtés,
surtout à droite, on n'obtient pas la trépidation épileptoïde, ni
le réflexe de Babinski.

L'examen de la sensibilité dénote les troubles suivants : au
repos absolu, il n'y a pas de douleurs ; pendant les paroxysmes,
le malade ressent des douleurs lombaires violentes, des douleurs
à la nuque et des sensations très pénibles de tiraillements dans
les membres inférieurs.

L'intelligence est intacte, il n'y a ni dépression, ni excitation
psychique.

L'examen des viscères ne dénote rien de particulier ; les
bruits du cœur sont normaux ; le pouls est à 84 et régulier, l'appareil respiratoire est indemne, pas de dyspnée ; 19 inspirations
à la minute.

Du côté de l'appareil digestif, la langue est saburrale, il y a
une constipation assez marquée, pas de selles depuis trois jours.
Urines normales, pas d'albumine.

La température est à 37°,4.

En présence de ces accidents tétaniques d'intensité progressivement croissante, on injecte de suite au malade 10 centimètres cubes de sérum antitétanique de l'Institut Pasteur, on lui
administre en outre 2 cuillerées à soupe de Bromidia.

Le lendemain, 14 *mai*, il y a une amélioration manifeste, il n'y a pas eu de nouveau paroxysme, le trismus a diminué, l'écartement des maxillaires atteint 4 à 5 centimètres sur la ligne médiane, les boissons sont plus facilement dégluties, mais il persiste de la raideur de la nuque et la contracture des membres inférieurs reste à peu près au même degré.

On pratique une nouvelle injection de 20 centimètres cubes de sérum antitétanique, et on maintient la médication par le Bromidia.

Le 15 *mai*, le malade commence à pouvoir fléchir la jambe droite, le trismus diminue.

Le 17 *mai*, il commence à manger sans difficulté.

Les jours suivants, trismus et raideur des membres inférieurs disparaissent progressivement et le malade part en convalescence le 27 mai.

Il n'y a pas eu depuis la première injection de sérum de crise de contracture. La température a oscillé entre 37° et 38°,2 et seulement durant les premiers jours du séjour à l'hôpital.

OBSERVATION VII

LŒPER et OPPENHEIM. *Archives générales de médecine*, avril 1900.

La nommée L..., âgée de 30 ans, journalière, enceinte de 3 mois, fait une fausse couche le 18 décembre 1898 et entre à la maternité de l'hôpital Saint-Louis le lendemain soir avec des symptômes d'infection atténuée.

A l'examen, on constate que la délivrance n'est point encore faite, que l'utérus est rempli de débris et de caillots. La température est de 38°,5, mais l'état général bon. Le lendemain 20 décembre, curage digital, extraction d'un placenta en partie sphacélé et très fétide, curettage et écouvillonnage.

Les deux jours suivants, la température oscille autour de 34°. On fait chaque jour des injections intra-utérines.

L'écoulement disparaît, la fièvre tombe, et du 23 au 26 dé-

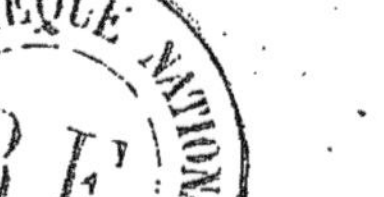

cembre, l'état général est bon, l'appétit revenu, mais le sommeil est un peu agité.

Le 26 *décembre*. — La malade se plaint d'une certaine difficulté à avaler.

Le 27 *décembre*. — La malade ne peut déglutir les aliments solides. Elle met cette difficulté sur le compte de ses dents cariées. Dans l'après-midi, elle présente un peu de difficulté de la parole, et le soir à 5 heures on constate que la contracture des deux masséters rend presque impossible l'écartement des mâchoires.

La contracture est permanente ; il n'y a pas de paroxysme douloureux. A de très rares intervalles apparaît un spasme léger des muscles de la joue.

Aucune raideur de la nuque, membres indemnes, parole un peu saccadée, déglutition difficile et accompagnée de contractions spasmodiques, provoquant la toux.

T. : 37°. — P. : 80.

On prescrit 3 grammes de chloral et on injecte sous la peau 10 centimètres cubes de sérum antitétanique.

La nuit se passe sans accidents, bien que le sommeil soit un peu agité.

Le 28 *décembre*. — La contracture des mâchoires a augmenté. La malade peut à grand'peine prendre un peu de lait. La déglutition semble fortement gênée.

La nuque est contracturée. Les chefs sternaux des deux sterno-mastoïdiens forment un coude saillant.

La dose de chloral est doublée et l'on fait à nouveau une injection de 30 centimètres cubes sous-cutanée.

Pendant la nuit, la malade se réveille en poussant un cri ; l'infirmière accourue constate que sa langue est prise entre les arcades dentaires.

Le 29 *décembre*. — Un peu de raideur des membres inférieurs. 14 grammes de chloral, 30 centimètres cubes de sérum sous-cutané.

Ce jour, dans le but de rechercher dans la muqueuse utérine

les spores tétaniques, on dilate le col, pratique un nouveau curettage, et l'on confie à M. Dominici le soin de les ensemencer. Le résultat a été négatif.

Le 3o *décembre*. — Au tableau des jours précédents s'ajoute la contracture des muscles de la gouttière vertébrale. 16 grammes de chloral, 3o centimètres cubes de sérum.

Le 1er *janvier*. — La contracture des muscles de la nuque et du rachis est plus accentuée. Le facies de la malade fait mauvaise impression. Le pouls est un peu plus rapide et la température a monté de 5 dixièmes. De plus, il se produit de temps à autre des crises douloureuses dans les muscles de la nuque et les sterno-mastoïdiens. 3o centimètres cubes de sérum.

Le 3 *janvier*. — Opisthotonos très marqué. Contracture en flexion des membres supérieurs. Spasmes de l'orbiculaire des paupières. Paroxysmes douloureux plus fréquents. Température : 37°,6 ; pouls : 96. Même traitement.

Le 4 *janvier*. — Paroxysmes rapprochés. Alimentation difficile. La sonde même pénètre mal dans l'écartement des mâchoires.

T. : 38°. — Pouls : 8o. — R. : 38. — 3o centimètres cubes de sérum.

Le 5 *janvier*. — Les paroxysmes douloureux reviennent tous les quarts d'heure et sont réveillés par le moindre contact.

La température est à 39°,6. Le pouls toujours calme. — Même traitement.

Le 6 *janvier*. — Il se produit 6 ou 7 paroxysmes par heure avec cris. Agitation nocturne d'insomnie. 3o centimètres cubes de sérum.

Le 7 *janvier*. — La température s'est légèrement abaissée à 38°. Le pouls à 96, la respiration à 4o. Même traitement.

Le 8 *janvier*. — Malgré l'élévation nouvelle de la température, les contractures sont moins marquées et ont même abandonné certains groupes musculaires. On peut imprimer de légers mouvements aux membres inférieurs. Les crises douloureuses ont cessé et ne se produisent même pas quand on examine la malade. Même traitement.

Le 9 *janvier*. — La malade a dormi 4 heures, ce qui ne lui était pas arrivé depuis le début des accidents tétaniques.

La respiration est moins rapide : 30 par minute.

Le 10 *janvier*. — Sommeil paisible.

Le 13 *janvier*. — On n'injecte pas de sérum et l'on diminue la dose de chloral.

Le 14 *janvier*. — Le pouls monte à 100. Les masséters semblent un peu plus contracturés. Chloral, 16 grammes; sérum, 30 centimètres cubes.

Le 20 *janvier*. — L'amélioration étant très marquée, on cesse définitivement les injections de sérum et l'on diminue de 1 gramme par jour la dose de chloral.

Le 25 *janvier*. — On peut faire prendre à la malade des œufs, un peu de viande.

Le 28 *janvier*. — La flexion des jambes est possible. La malade se lève une heure. On cesse le chloral.

Du 29 *janvier* au 14 *février*, l'amélioration s'accentue, et le 23 *février*, la malade quitte l'hôpital parfaitement guérie.

Elle avait reçu 10 centimètres cubes de sérum le lendemain de l'apparition des premiers symptômes, et 30 centimètres cubes tous les jours pendant 12 jours, autrement dit 360 centimètres cubes.

M. Borrel avait vu la malade le 30 décembre, porté un pronostic grave et refusé l'intervention intracérébrale.

VOIE INTRACÉRÉBRALE (1)

OBSERVATION VIII

COMBY. *Archives de médecine des enfants*, 1899, Tome II, n° 8.

P... Marie, âgée de onze ans, entre à l'hôpital des Enfants-Malades le 15 avril 1899. Cette enfant, très forte, très vigou-

---

(1) Au sujet du malade qui figure au tableau II sous le n° 65, M. Judet,

reuse, de parents sains, n'a eu d'autres maladies que la coque-
luche à deux ans et la rougeole à six ans.

Le lundi 4 *avril*, elle fait une chute dans une ruelle
peu fréquentée, entre deux jardins, à Montrouge. Elle se fait
une écorchure à la phalangette du petit doigt de la main droite. La
plaie, quoique minime, saigne fortement, elle est lavée chez un
marchand de vins avec de l'absinthe et recouverte d'un linge.
Rentrée chez elle, la malade est pansée à la vaseline. La plaie
n'étant pas guérie deux jours après, les parents conduisent
l'enfant chez un pharmacien qui fait un pansement au diachylon.
Aucune souffrance, pas de fièvre, appétit conservé.

Le lundi 10 *avril*, quoique le petit doigt ne soit ni gonflé,
ni douloureux, l'enfant accuse un malaise général et une sensation pénible à la machoire inférieure et dans le dos. Elle
cesse d'aller à l'école, et un médecin consulté parle d'oreillons.
Cependant le lendemain 11 avril, elle se lève comme d'habitude
et va à l'école; plus de douleurs, appétit suffisant.

Le mercredi 12 *avril*, malaise; on la purge avec de l'eau-de-vie
allemande. Le soir, elle mange avec appétit. Mais vers 8 heures
elle est prise tout à coup de contractures de la mâchoire, et
bientôt la contracture gagne le reste du corps. Des crises
surviennent avec raideur des muscles de la nuque, du dos, des
membres. Ces crises s'accompagnent de sueurs froides au visage.
Hyperesthésie généralisée, on ne peut toucher la malade sans la

---

interne des hôpitaux, a eu l'obligeance de nous communiquer la note suivante :

Le nommé G... Jacques, âgé de 69 ans, journalier, entre à l'hôpital Cochin
le 8 avril 1899, salle Cochin, n° 13 *bis*, dans le service de M. le Dʳ Quénu;
il présente à son entrée tous les symptômes d'un tétanos grave. On constate
des plaies assez étendues sur les deux jambes, quelques jours auparavant; le
malade avait été blessé par une voiture. Le jour de son entrée, on prie
M. Marmorek de pratiquer une injection intracérébrale de sérum antitétanique. Le soir de l'opération : aggravation des symptômes, agitation, etc.
T. : 39° 5. P. : 110. R. : 24 à 26. La respiration est très irrégulière, ce qui
fait porter par M. Marmoreck un très mauvais pronostic. Chloral (3 grammes),
sérum antitétanique et artificiel en injections sous-cutanées. — Mort le
11 avril.

faire souffrir. Chaque crise spasmodique durait cinq à dix minutes. Dans l'intervalle, l'enfant est assez bien, elle accuse seulement des douleurs dentaires et un peu de céphalée frontale. On donne une potion au chloral, du lait, de l'eau de Vichy.

Le 13 *avril*, même état.

Le 14, crises plus fréquentes, revenant toutes les cinq minutes; lavements de chloral, potion de chloral, Le soir elle entre à l'hopital.

Le 15 *avril*, examen de la malade. C'est le douzième jour de l'accident, le quatrième jour des crises tétaniques. La température rectale est le matin 37°,2, le soir 37°,6; le pouls est à 100, la respiration à 28. Pas de dysphagie, la mâchoire n'est pas assez contracturée pour entraver l'alimentation par la bouche.

Dans l'intervalle des accès, il persiste une raideur assez considérable de la nuque et du dos; les membres inférieurs, comme les supérieurs, se fléchissent assez bien; intelligence intacte.

Examinant la phalangette du doigt malade, on la trouve un peu sèche, sans douleur, M. L. Ombredanne, appelé à donner des soins à la malade, ampute la phalangette : pas de suture des lambeaux, pansement humide.

En même temps, il injecte sous la peau du ventre 40 centimètres cubes de sérum antitétanique.

Isolement dans une chambre obscure. Cependant l'enfant prend quatre lavements par jour, avec 3 grammes de chloral et 3 grammes de bromure de potassium.

Le 16 *avril*, amélioration, détente, la contracture a cédé, l'enfant a bien dormi. La malade peut tirer la langue, ses masséters sont peu contracturés, pas de dysphagie, alimentation lactée assez facile, urines assez abondantes, pas d'albumine, deux garde-robes. Très peu de crises spasmodiques. Température 37° le matin, 37°,2 le soir. On injecte sous la peau du ventre 20 centimètres cubes de sérum antitétanique. La malade a reçu 5 lavements de 3 grammes de chloral et autant de bromure.

Le 17, raideur peu marquée des membres inférieurs, beaucoup plus aux membres supérieurs; trismus notable, la langue peut à peine être tirée, dysphagie par moments, paroi abdominale contracturée. Pouls 116 le matin, 136 le soir; respiration 28 le matin, 33 le soir. On injecte sous la peau 20 centimètres cubes de sérum (en tout 80 centimètres cubes en trois jours).

En présence de l'aggravation manifeste, on permet à M. Ombredanne d'intervenir plus activement.

A midi, il injecte dans chaque lobe cérébral, 2 centimètres cubes d'antitoxine tétanique, en suivant rigoureusement la technique indiquée en pareil cas: petite incision du cuir chevelu sur la bissectrice de l'angle formé par la réunion de la ligne naso-lambdoïdienne et de la verticale abaissée de l'oreille sur cette ligne à 4 centimètres de la ligne médiane, au niveau de la naissance des cheveux. Perforation de l'os, hémorragie insignifiante, issue d'un peu de liquide céphalo-rachidien. La première injection est faite à droite, l'aiguille de la seringue pénétrant dans la substance cérébrale; durée de l'injection de 2 centimètres cubes de sérum : dix minutes. On retire l'aiguille et on panse au collodion. Même opération à gauche.

Dans la soirée, lavement de chloral. La température qui, jusqu'alors, n'avait pas dépassé 37°,6 et était encore la veille au soir et le matin à 37°,2, monte le soir de l'opération à 38°,9.

Le lendemain matin, 18 *avril*, l'état général est mauvais, les contractures sont généralisées et permanentes avec crises très fréquentes; trismus, dysphagie. Le matin, température 38°, pouls 132, respiration 40. Le soir la température monte à 40°.

Le mercredi 19, à 5 heures du matin, la malade succombe (*huitième jour des crises tétaniques, dix-huitième de l'accident*). Il y avait quarante et une heures que l'injection intra-cérébrale d'antitoxine avait été faite.

OBSERVATION IX

W. F. GIBB, *British medical journal*, 15 août 1899.

Le 8 *février* 1899, un garçon de treize ans est blessé à la main droite et pansé avec des compresses boriquées le jour de l'accident et les deux jours suivants.

Le 11, il est reçu à l'hôpital ; on constate l'insensibilité des doigts blessés, un peu de fièvre, de la suppuration à partir du 14 février.

Le 18 *février*, on ampute les quatre doigts au niveau des articulations métacarpo-phalangiennes, les têtes des métacarpiens ayant été réséquées ; drainage.

Le 19 *février*, main gonflée et rouge, fièvre, insomnie.

Le 20, enlèvement des sutures, suppuration abondante.

Le 22 *février*, aspect érysipélateux du dos de la main remontant jusqu'au milieu dupoignet. Douleurs empêchant le sommeil.

Le 25 *février*, dix-septième jour après l'accident, vives douleurs dans la main s'irradiant jusqu'à l'épaule. La nuit précédente le malade s'est levé plusieurs fois, se rejetant ensuite en arrière sur son lit. Le matin, raideur marquée de la mâchoire, impossibilité d'écarter les dents de plus d'un demi-pouce. Pas de dysphagie. Légère rétraction de la tête avec opisthotonos disparaissant dans le sommeil. Rigidité du membre supérieur droit avec avant-bras fléchi, persistant dans le sommeil et ayant duré longtemps après les autres symptômes. Respiration et pouls rapides. L'enfant se nourrissait bien. On donne 60 centigrammes de chloral toutes les quatre heures.

Le 26 *février*, pas d'amélioration ; à deux heures de l'après-midi, on injecte 10 centimètres cubes de sérum de l'Institut Pasteur sous la peau du ventre. A six heures, sous le chloroforme, 8 centimètres cubes sont injectés dans chaque lobe frontal (4 près de la ligne médiane, 4 au-dessus de l'orbite) ; durée de chaque injection : 10 minutes. On injecte sous la peau 14 centimètres cubes en même temps et 16 centimètres cubes à dix heures trente.

Le 27 *février*, l'enfant a passé une mauvaise nuit. Respiration pénible (44), on injecte 10 centimètres cubes sous la peau.

Le 28, les dents ne peuvent pas s'écarter de plus d'un quart de pouce, pouls 112, respiration 48.

Le 1ᵉʳ *mars*, 52 à 60 respirations, 112 pulsations ; à neuf heures trente, on injecte dans chaque lobe frontal 10 centimètres cubes de sérum.

Le 2 *mars*, 20 centimètres cubes sous la peau, fièvre très forte (40°) qui persiste le lendemain, avec 120 pulsations et 68 respirations ; 20 centimètres cubes de sérum sous la peau.

Le 3 *mars*, 116 pulsations, 68 respirations, 20 centimètres cubes sous la peau.

Le 5 *mars*, on injecte dans le cerveau 15 centimètres cubes de sérum. On interrompt le chloral.

Le 6 *mars*, on reprend le chloral.

Le 8 *mars*, nouvelle injection intracérébrale.

Le 15 *mars*, tous les phénomènes tétaniques ont disparu.

Le 2 *avril*, l'enfant est convalescent, mais pâle, maigre, faible.

Ce cas est remarquable par la quantité de sérum introduit dans le cerveau (71 centimètres cubes), sans compter 104 centimètres cubes injectés sous la peau. Sauf une éruption scarlatiniforme ayant duré trois jours, le sérum fut sans effet nuisible.

Dans le numéro du 1ᵉʳ juillet 1899 du *British medical Journal*, on trouve la suite de l'observation, qui fut également reproduite par « *Indian medical Record Calcutta* », 1900, XVIII, page 369. Voici la suite de l'observation précédente.

Quelque temps après la disparition des derniers symptômes tétaniques, l'enfant fut repris d'accidents graves qui se terminèrent par la mort. A l'autopsie, il y avait au niveau des piqûres quelques granulations. Les lobes frontaux étaient saillants, et à la coupe on voyait des abcès profondément situés au centre de chaque lobe. Le cervelet baignait dans le pus qui avait filtré dans les fosses cérébelleuses. Une zone de tissu très congestionné entourait l'abcès. L'examen bactériologique du pus montra beaucoup de cocci, mais pas de streptocoques ; les cultures montrèrent du staphylocoque pyogène doré.

Observation X

Lœper et Oppenheim. *Archives générales de médecine*, avril 1900.

Gabriel B..., 18 ans, reçut le lundi 12 juillet 1899 un coup de pistolet à blanc au niveau de la région palmaire de la main gauche. La bourre resta dans la plaie. Un pansement fut pratiqué 24 heures après à l'hôpital Tenon. Le surlendemain le malade se plaint de mal dormir, il perd l'appétit (1).

Le 16 *juillet*, apparaît la contracture de la mâchoire et des muscles de la nuque. Le vendredi 21 juillet, entrée du malade à l'hôpital, salle Lisfranc, service de M. le Dr Poirier.

La température est à 38°,3, le pouls à 106, sans douleur au niveau de la plaie qui fut recouverte d'un pansement humide, mais une certaine difficulté dans les mouvements de flexion des doigts.

Nous diagnostiquons « tétanos » et nous injectons sous la peau 20 centimètres cubes de sérum, puis nous téléphonons à M. Borrel qui ne peut venir. Nous trépanons alors le malade à 2 heures de l'après-midi.

Cette opération se passa simplement.

Après avoir rasé et lavé la partie antérieure du cuir chevelu, nous appliquons à 2 centimètres de la ligne médiane et de chaque côté deux couronnes de trépan de 5 millimètres, puis nous enfonçons tout entière l'aiguille de la seringue de Roux obliquement en dedans.

Nous injectons ainsi de chaque côté 10 centimètres cubes à raison de 1 centimètre cube par minute et en poussant lentement le piston de la seringue.

Le soir, la température baissait de 5 dizièmes et M. Borrel, venu à l'hôpital, injecta lui-même sous la peau 40 centimètres cubes de sérum.

---

(1) Ces renseignements ont été fournis par des parents du malade et non par le malade lui-même ; il est donc permis de mettre en doute l'invraisemblable brièveté de cette incubation.

Le 22 *juillet*. — La température reste à 38°,2 et le malade est un peu agité.

Les grands droits de l'abdomen se contractent dès qu'on pose la main sur le ventre.

L'opisthotonos est complet.

Le pouls est à 112 le soir. Le malade dont le trismus ne s'est pas modifié prend du champagne et du lait.

Le 23 *juillet*. — L'agitation est moindre. Le malade a dormi toute l'après-midi. D'ailleurs il urine bien et a eu 3 selles.

On fit une injection sous-cutanée de 10 grammes de sérum antitétanique et sur les conseils de M. Borrel on commença la potion au chloral (8 grammes).

Le pouls est à 100. Les contractures ne sont point modifiées.

Le 24 *juillet*. — Température 39°,2 le matin, 38°,4 le soir. Le pouls est entre 112 à 120. Tous les symptômes sont stationnaires, 20 centimètres cubes de sérum.

Le 25 *juillet*. — Température 38°,6.

Le pouls ne s'est point modifié. La respiration est à 28. 20 centimètres cubes de sérum.

Le malade ne se plaint pas de sa tête et les mâchoires s'écartent un peu mieux. M. Borrel ne désespère pas de la guérison. L'alimentation étant difficile, nous prescrivons deux lavements alimentaires.

Le 26 *juillet*. — Amélioration légère.

Le 27 *juillet*. — 500 grammes de sérum artificiel. Trismus plus accentué. Gêne de la déglutition.

Le 28 *juillet*. — Trismus invincible. Alimentation par la sonde œsophagienne.

Le 29 *juillet*. — Mort dans le coma le matin avec 40° de température.

Autopsie. — Nous ne pouvons signaler qu'un petit foyer hémorragique de la grosseur d'une noisette en plein centre ovale d'un des hémisphères et dans un point où vraisemblablement l'injection a porté.

VOIE INTRAVEINEUSE

OBSERVATION XI (inédite)
Due à l'obligeance de M. LŒPER, interne des hôpitaux.

Jean M..., âgé de 66 ans, entre à l'hôpital Tenon le 21 juillet 1900, pour une contracture de la mâchoire inférieure avec impossibilité presque absolue de desserrer les dents.

Cet état remonte à 24 heures environ. Les muscles masséters sont tendus comme des cordes dures et résistantes, les mâchoires s'écartent à peine d'un demi-centimètre. Il est donc impossible de se rendre compte de l'état de la gorge et de la présence ou l'absence d'une lésion dentaire ou amygdalienne.

Les muscles de la nuque sont eux aussi légèrement contractés et les mouvements de la tête à droite ou à gauche sont difficiles.

L'orbiculaire des paupières et le muscle frontal sont intéressés.

Les yeux sont entr'ouverts et les paupières plissées. Les sourcils sont froncés et des rides très accentuées se dessinent sur le front.

Les muscles des gouttières vertébrales et de l'abdomen ne paraissent pas intéressés. Les membres supérieurs sont indemnes. Les membres inférieurs par contre sont légèrement raidis et la flexion quoique possible est limitée par la contracture rapide des extenseurs.

Cet état de contracture est permanent, mais de temps à autre des spasmes se font sentir, très douloureux au dire du malade, dans les masséters et les orbiculaires des paupières.

La température est à 38°,2.

Le malade est de plus un vieil athéromateux. Son cœur est très irrégulier, inégal, les pulsations radiales sont quelques-unes avortées. A l'auscultation, le deuxième bruit aortique est très fortement claqué et la valvule mitrale elle-même donne un premier bruit systolique assourdi et légèrement prolongé.

Il y a un peu d'albumine dans les urines.

Le diagnostic porté à l'entrée fut « tétanos ».

Le malade est en effet porteur d'une plaie suppurante du cuir chevelu, plaie à bords déchiquetés, large comme une pièce de cent sous.

Cette plaie remonte à 12 jours. Le malade s'est blessé en tombant de voiture sur un caillou, dit-il.

L'examen du pus sur lame a montré de nombreux cocci et quelques bacilles difficiles à déterminer, mais qui sont allongés et semblent renflés à leur extrémité.

La culture a donné du bacille tétanique absolument caractéristique au bout de 24 heures sur milieu anaérobie.

Dès le premier jour, c'est-à-dire 2 jours après le début de la maladie on fit dans la veine basilique une injection de 250 centimètres cubes de sérum artificiel dans lequel on avait dilué 60 centimètres cubes de sérum antitétanique de l'Institut Pasteur.

Le lendemain, la température est à 38°.

Les contractions spasmodiques semblent un peu moins fréquentes. Le malade a mieux dormi et uriné mieux, mais son cœur est toujours irrégulier et l'on prescrit 60 centimètres cubes de macération de digitale. On fait une nouvelle injection intraveineuse identique à la première.

Le 24. — Le malade entr'ouvre très manifestement la bouche. Il peut y faire pénétrer une croûte de pain.

La contraction de la nuque a diminué ainsi que celle des orbiculaires. Les membres sont libres. Aucun autre groupe musculaire n'a été intéressé depuis la première injection.

Le 25. — Quatrième injection aux mêmes doses. Même traitement.

Le 26. — La maladie semblant enrayée, on cesse les injections intraveineuses et l'on donne 4 grammes de chloral.

Le 28. — Les masséters sont souples. Il reste un peu de contracture des orbiculaires, mais la maladie régresse manifestement.

Le 3o. — Les orbiculaires sont intacts et les paupières s'ou-
vrent facilement.

A partir de ce moment, on peut considérer le malade comme
guéri de son tétanos. A quelque temps de là, il mourait après
avoir présenté tous les signes d'un ramollissement cérébral que
l'on constata à l'autopsie.

Observation XII (inédite)
Due à l'obligeance de M. R. Oppenheim, interne des hôpitaux.

La nommée Marie V..., journalière, âgée de 20 ans, entre à
l'hôpital Boucicaut le 27 août 1900, dans le service de M. le D^r
Letulle.

Elle raconte que, le mercredi 15 août, elle s'est blessée au
talon droit avec un râteau en travaillant dans un jardin. La plaie,
qui avait d'après la malade un centimètre de longueur, est complètement cicatrisée au moment de l'entrée à l'hôpital.

Le vendredi 24, c'est-à-dire 9 jours après l'accident, la malade
éprouve de la dysphagie et de la gêne à écarter les mâchoires ;
cette gêne va en augmentant le lendemain, alors qu'apparaît, le
samedi 25, un peu de raideur de la nuque.

L'état de la malade reste stationnaire jusqu'au lundi soir,
date de l'entrée à l'hôpital.

Lundi 27 *août*, on constate du trismus, de la raideur de la
nuque ; l'écartement des maxillaires mesure un centimètre et
demi.

T. : 38°,9. — P. : 96.

Traitement. — 5o centimètres cubes de sérum antitétanique en
injection sous-cutanée. Chloral : 6 grammes en lavement.

Mardi 28 *août.* — La malade a été agitée toute la nuit, elle
s'est plainte de douleurs abdominales qui ont nécessité à minuit
une piqûre de morphine.

Le trismus n'a pas augmenté, mais la raideur de la nuque
s'est accentuée ; on peut asseoir la malade tout d'une pièce dans

son lit. Pas de signe de Kernig ; pas de contractures des membres inférieurs ; les réflexes ne sont pas exagérés ; les sensibilités objective et subjective sont intactes ; pas de photophobie.

T. : 39°,2. — P. : 128.

Depuis le matin, la malade a eu des secousses spasmodiques légères, surtout au niveau de l'abdomen et des membres supérieurs.

Chloral : 6 grammes en lavement.

De 10 heures à 2 heures, l'état de la malade ne s'est pas modifié considérablement ; on remarque cependant l'apparition de crises convulsives légères consistant en extensions involontaires et brusques des membres supérieurs avec occlusion de la main et rigidité spasmodique à ce moment des muscles de la paroi abdominale. Néanmoins, la malade est allée à la selle et cause sans difficuté. Les crises paraissent s'être reproduites à intervalles irréguliers, mais plusieurs fois par heure.

A 2 heures, injection sous-cutanée de 10 centimètres cubes de sérum antitétanique dilué dans 100 centimètres cubes de sérum artificiel (l'injection intraveineuse avait été manquée).

Quelques instants après, on injecte dans la saphène 60 centimètres cubes de sérum antitétanique dilué dans 500 centimètres cubes de sérum artificiel, le tout filtré sur des compresses stérilisées.

Dans la soirée, les crises convulsives deviennent de plus en plus fréquentes, on en compte quarante dans une heure, ces crises toujours légères consistent en contractions douloureuses des membres supérieurs.

T. : 40°. — P. : 140.

Mercredi 29 *août*. — La nuit a été assez calme, la malade a pris un lavement de chloral (6 grammes), on lui a fait une piqûre de morphine.

Le matin, on constate que le trismus a augmenté, que l'écartement des mâchoires n'est plus que de 7 millimètres, enfin que la raideur du tronc est telle qu'on peut soulever la malade tout d'une pièce. Pas de gêne respiratoire. Miction et défécation normales. Même fréquence des crises qui n'ont pas augmenté d'intensité. Pas de photophobie.

T. : 39°,4. — P. : 128.

A 2 heures, injection intraveineuse de 60 centimètres cubes de sérum antitétanique dilué dans 800 centimètres cubes de sérum artificiel. L'opération, laborieuse à cause de l'agitation de la malade, nécessite l'anesthésie, pendant laquelle on remarque la disparition complète des crises convulsives.

La soirée est calme.

T. : 41°. — P. : 140.

Lavement de chloral (6 grammes) et deux piqûres de morphine.

Jeudi 30 *août.* — La nuit a été calme, mais avec persistance des crises chaque fois que la malade se réveille.

Le matin, on constate que l'état reste stationnaire.

T. : 39°,8. — P. : 128.

Le trismus a légèrement diminué : l'écartement des mâchoires est de 8 millimètres et demi. On note la persistance de la raideur du tronc, l'intégrité relative des membres, la miction et la défécation normales, un léger disque d'albumine ; la diazo-réaction est négative ; les crises convulsives persistent.

On fait une injection intraveineuse de 70 centimètres cubes de sérum antitétanique dilué dans 700 centimètres cubes de sérum artificiel ; l'injection est faite dans la saphène, la malade étant anesthésiée par l'éther.

Le soir, même état. On pratique une injection sous-cutanée de 50 centimètres cubes de sérum antitétanique dilué dans 500 centimètres cubes de sérum artificiel.

T. : 38°,9. — P. : 118.

Vendredi 31 *août.* — La nuit a été assez agitée.

T. : 40°,8. — P. : 140.

La raideur de la nuque a diminué, la malade peut tourner la tête ; mais l'opisthotonos est toujours très marqué ; l'écartement des mâchoires mesure un centimètre ; les crises convulsives sont très rapprochées ; on constate l'intégrité des muscles abdominaux et des membres inférieurs.

Le soir, l'état s'est de plus en plus aggravé ; la malade délire depuis le matin, elle prononce des paroles incohérentes, chantonne ; le délire n'est pas systématisé.

T. : 41°,2. — P. : 140.

Samedi 1er *septembre*. — Après une nuit très mauvaise, la malade meurt dans la matinée (T. : 42°,2 après la mort).

———

CONCLUSIONS

I. — Le traitement ancien non sérothérapique devra toujours être employé concurremment avec la sérothérapie.

II. — Le traitement de Baccelli peut être adjoint avec avantage.

III. — Le traitement par les injections de substance cérébrale doit être rejeté.

IV. — La sérothérapie doit être considérée comme le traitement préventif du tétanos ; elle reste encore la méthode de choix comme traitement curateur.

V. — La voie sous-cutanée et la voie intraveineuse sont les meilleurs procédés pour introduire le sérum antitétanique dans l'organisme.

VI. — La voie intracérébrale nous paraît devoir être complètement abandonnée.

VII. — La voie sous-arachnoïdienne est encore trop nouvelle pour pouvoir être recommandée.

INDEX BIBLIOGRAPHIQUE

DES OBSERVATIONS

1. JULLY. — *Thèse*, Paris, 1899.
2. CLARKE. — *British med. Journal*, 1899, t. I, p. 17.
3. GALLETLY. — *British med. Journal*, 1899, t. I, p. 401.
4. BARROW. — *British med. Journal*, 1898, t. II, p. 415.
5. MOEHLER. — *Munschne med. Wochensch.*, 1899, p. 286.
6. WERNER. — *Munschne med. Wochensch.*, 1899, p. 286.
7. BOHN. — *Union méd. du Nord-Est*, 30 juin 1898.
8. BESSON. — *Journal méd. de Lille*, 1899, t. I, p. 83.
9. PORTER. — *Annales of Surgery*. Philadelphie, 1898, p. 27.
10. DAVIS. — *Annales of Surgery*. Philadelphie, 1898, p. 28.
11. BEUTNER. — *Deutsche méd. Wochensch.*, 6 octobre 1898.
12. KOSS. — *Wien. klin. Rundschau*, 31 juillet 1898.
13. RABECK. — *Gazette des hôp.*, 1899, n° 42.
14. BOINET. — *Gazette des hôp.*, 11 novembre 1898.
15. QUÉNU. — *Bulletin de la Soc. de chir.*, 7 juin 1899.
16. SCHWARTZ. — *Bulletin de la Soc. de chir.*, 7 juin 1899.
17. HALE. — *British med. Journal*, 9 juillet 1898.
18. BLACKER. — *British med. Journal*, 9 juillet 1898.
19. KURNOW. — *The Lancet*, 30 avril 1898.
20. BERRY. — *The Lancet*, 29 avril 1899.
21. MARSCHALL. — *The Lancet*, 22 avril 1899.
22. MARGNAT. — *Thèse*, Paris, 1897.
23. QUÉNU. — *Bulletin de la Soc. de chir.*, 4 mai 1898.

24. Lucas-Championnière. — *Bull. de la Soc. de chir.*, 4 mai 1898.

25. Bazy. — *Bulletin de la Soc. de chir.*, 4 mai 1898.

26. Potherat. — *Bulletin de la Soc. de chir.*, 4 mai 1898.

27. Gaughey. — *Journal American med. Association*, 30 avril 1898.

28. Follet. — *Bull. de la Soc. de chir.*, 7 décembre 1898.

29. Lund. — *Boston med. Journal*, 31 mars 1898.

30. Homans. — *Boston med. Journal*, 2 juin 1899.

31. Krause. — *Zeitschrift für klin. Medicin*, 1899, n° 4.

32. Bousquet. — *Bull. de la Soc. de chir.*, 23 novembre 1898.

33. Sime. — *The Lancet*, 24 septembre 1898.

34. Patteson. — *The Lancet*, 28 janvier 1898.

35. Croly. — *Royal Academie of Dublin* (*the Lancet*, 8 janvier 1898).

36. Stoker. — *Royal Academie of Dublin* (*the Lancet*, 8 janvier 1898).

37. Myls. — *Royal Academie of Dublin* (*the Lancet*, 8 janvier 1898).

38. Blake. — *The Lancet*, 30 octobre 1897.

39. Mixter. — *Boston med. Journal*, 6 octobre 1898.

40. Secheyron. — *Soc. méd. de Toulouse*, 11 mai 1898.

41. Brooks. — *The Lancet*, 8 janvier 1898.

42. Ménétrier et Oppenheim. — *Soc. méd. des hôp.*, 14 janvier 1900.

43. Loeper et Oppenheim. — *Arch. gén. de méd.*, avril 1900.

44. André Petit. — *Bull. de la Soc. méd. des hôp.*, 21 février 1900.

45. Merklen et Zuber. — *Bull. de la Soc. méd. des hôp.*, 21 février 1900.

46. Rendu. — *Bull. de la Soc. méd. des hôp.*, 2 février 1900.

47. Koehler. — *Munschne med. Wochensch.*, 1898, n° 45.

48. Long. — *British med. Journal*, 1900, t. II, p. 1495.

49. Barachini. — *La Sieroterapia*, 1900, fasc. II, p. 13.

50. Orlandi. — *Gazzetta medicala di Torino*, 1900, n° 44, p. 861.

51. Sozzi. — *La Clinica moderna*. Pisa, 1900, n° 18, p. 138.

52. Murray. — *Indian med. Record*. Calcutta, 1900, XVIII, p. 294.

53. Reuter. — *Munschne med. Wochensch.*, 1900, XLVII, p. 124.

54. Van Natta. — *Therapeutic Gaz. Detroit*, 1900, XVI, p. 375.

55. Villiger. — *Correspondenz-Blatt für Schweize Aerzte*, 1900, XXX, p. 771.

56. Wise. — *Brit. med. Journ.*, 1900, t. I, p. 1406.

57. Hayes. — *Brit. med. Journ.*, 1900, t. II, p. 1779.

58. Clarke. — *New-York med. Journal*, 1900, LXXI, p. 951.

59. Landau. — *Przeglad Jekarski*, 1900, XXXIX, p. 537.

60. Hobbs et Cruchet. — *Journal de méd. de Bordeaux*, 1900, XXX, p. 518.

61. Crone. — *Deutsche med. Wochensch.*, 1900, n° 3.

62. André. — *Revue méd. de l'Est*. Nancy, 1900, XXXII, p. 347-349.

63. Rodys. — *Medyeyna-Warszawa*, 1900, XXVIII, p. 316-318.

64. Kraus. — *Zeitschrift für Heilkunde*, 1900, t. I, p. 96.

65. Reynier. — *Bull. de la Soc. de chir.*, 11 juin 1901.

66. Monod. — *Bull. de la Soc. de chir.*, 11 juin 1901.

67. Bazy. — *Bull. de la Soc. de chir.*, 11 juin 1901.

68. Lemonnier, cette thèse. — Observations IV, XI, XII.

69. Mongour et Rothamel. — *Soc. d'anat. et de physiol. de Bordeaux*, 31 octobre 1898.

70. Pitha. — *Centralblatt für Gynäkol.*, 21 juillet 1899.

71. Du Hamel. — *Médecine moderne*, 10 août 1898.

72. Delvincourt. — *Thèse*, Paris, 1898.

73. Machard. — *Revue méd. de la Suisse Romande*, février 1899.

74. Follet. — *Bull. de la Soc. de chir.*, 7 décembre 1898.

75. Forgue. — *Bull. de la Soc. de chir.*, 14 décembre 1898.

76. Bousquet. — *Bull. de la Soc. de chir.*, 23 novembre 1898.

77. Routier. — *Bull. de la Soc. de chir.*, 30 novembre 1898.

78. Hue. — *Bull. de la Soc. de chir.*, 16 novembre 1898.

79. Quénu. — *Bull. de la Soc. de chir.*, 16 novembre 1898.

80. Lucas-Championnière. — *Bull. de la Soc. de chir.*, 16 novembre 1898.

81. Reclus. — *Bull. de la Soc. de chir.*, 16 novembre 1898.

82. REMY. — *Bull. de la Soc. de chir.*, 16 novembre 1898.

83. CHAPUT. — *Bull. de la Soc. de chir.*, 16 novembre 1898.

84. RICHELOT. — *Bull. de la Soc. de chir.*, 16 novembre 1898.

85. HARTMANN. — *Bull. de la Soc. de chir.*, 16 novembre 1898.

86. LARRIEU. — *Bull. de la Soc. de chir.*, 16 novembre 1898.

87. VILLON. — *Bull. de la Soc. de chir.*, mars 1899.

88. CHAPUT. — *Bull. de la Soc. de chir.*, mars 1899.

89. BEURNIER. — *Bull. de la Soc. de chir.*, mars 1899.

90. VESLIN. — *Bull. de la Soc. de chir.*, mars 1899.

91. QUÉNU. — *Bull. de la Soc. de chir.*, mars 1899.

92. RICARD. — *Bull. de la Soc. de chir.*, mars 1899.

93. NIMIER. — *Bull. de la Soc. de chir.*, mars 1899.

94. DELMAS. — *Presse médicale*, 1898, n° 77.

95. HOECKEL et REYNÈS. — *Presse méd.*, 1898, n° 74.

96. GIRARD. — *Congrès de chir.*, 1899.

97. OMBREDANNE. — *Presse méd.*, 1898, n° 73.

98. CHAUFFARD et QUÉNU. — *Presse méd.*, 1898, n° 51.

99. BACALOGLU. — *Gazette des hôp.*, 28 juin 1898.

100. GARNIER. — *Presse méd.*, 1898, n° 70.

101. ROBERT. — *Presse méd.*, 1898, n° 72.

102. SEMPLE. — *British med. Journal*, 7 janvier 1899.

103. VIOLETTE. — *Thèse*, Paris, 1899.

104. CHAILLOUS. — In *Thèse*, JULLY. Paris, 1899.

105. LE DENTU. — In *Thèse*, JULLY. Paris, 1899.

106. HARTMANN. — In *Thèse*, JULLY. Paris, 1899.

107. CHURCH. — *New-York med. Journal*, 17 décembre 1898.

108. ROBINSON. — *New-York med. Journal*, 17 décembre 1898.

109. JOHNSON. — *New-York med. Journal*, 17 décembre 1898.

110. JULLIARD. — *Rev. méd. de la Suisse Romande*, 1899, p. 279.

111. BILHAUT. — *Annales de chir. et d'orthop.*, 1898, p. 234.

112. GIBB. — *British med. Journal*, 1er juillet 1899.

113. MONTAGNON et PINATELLE. — *Annales de chir. et d'orthop.*, 1898, p. 295.

114. LÉTULLE. — *Bulletin mensuel de l'Assoc. méd. mutuelle*, janvier 1900.

115. COMBY. — *Archives de méd. des enfants*, 1899, t. II, n° 8.

116. LETOUX. — *Anjou médical*, septembre 1899.

117. LAWRENCE. — *Indian medical Record*. Calcutta, 1900, XVIII, p. 265.

118. TIZZONI. — *Correspondenz-Blatt für schweize Aerzte*, 1900, XXX, p. 107.

119. ROUX et VAILLARD. — *Annales de l'Inst. Pasteur*, 1893, n° 3, p. 123.

120. BIENWALD. — *Deutsche med. Wochensch.*, 1896, n° 49.

121. KORTMANN. — *Deutsche med. Wochensch.*, 1897, n° 9.

122. ROSE. — *Deutsche Zeitschrift für Chirurgie*, 1897, XLVI, p. 583.

123. ERDHEIM. — *Wiener klin. Wochensch.*, 1898, n° 19.

124. BRUNO. — *Deutsche med. Wochensch.*, 1898, n° 14.

125. ASAM. — *Munschne med. Wochensch.*, 1897, p. 886.

126. BRUNS. — *Deutsche med. Wochensch.*, 1898, n° 14.

127. SCHUBERT. — *Munschne med. Wochensch.*, 1898, n° 8.

128. HEDDAENS. — *Munschne med. Wochensch.*, 1898, n°ˢ 11, 12 et 13.

129. TAVEL. — *Correspondenz-Blatt für schweitzer Aerzte*, 1899, n° 7.

130. WILLIS. — *Australasian med. Gazette*, 20 janvier 1900.

131. RAMBAUD. — *New-York med. Journal*, 17 décembre 1898.

132. KOCHER. — *Centralblatt für Chirurgie*, 1899, n° 22.

133. — *Correspondenz-Blatt für schweitzer Aerzte*, 15 février 1900.

134. MOSCHCOWITZ. — *Annales of Surgery*. Philadelphie, XXXI, 1900.

BIBLIOGRAPHIE

ANGELESCO. — *Presa med. romania.* Bucuresci, 1900, VI, p. 84-88.

ASCOLI. — *Bull. de l'Acad. royale de méd. de Rome,* 27 février 1898.

— *Il Policlino,* 1ᵉʳ octobre 1899.

BAZY. — *Soc. de chir.,* 26 février 1896.

BECK. — *Zeitschrift für Hygiene,* 1895, n° 427.

BECKER. — *Deutsche med. Zeitschrift,* 1898, nᵒˢ 3 et 4.

BEHRING. — *Therapie den Gegenwart,* 1900, n° 3, p. 97.

— *Das Tetanusheilserum.* Leipzig, 1892.

— *Deutsche med. Wochensch.,* 1890, n° 50.

BEHRING et KITASATO. — *Deutsche med. Woch.,* 1890, n° 49.

— *Semaine méd.,* 1890, p. 452.

BEHRING et RAUSON. — *Deutsche med. Wochensch.,* mars 1898.

BOUDAULT. — *Thèse,* Paris, 1895-1896.

CHARRIN. — *Soc. de Biol.,* 1898, p. 262 et 308.

CLARKE. — *New-York med. Journ.,* 1900, LXXI, p. 251.

COURMONT et DOYON. — *Congrès de Liège,* 1892.

— *Soc. de Biol.,* 24 décembre 1892; 21 octobre 1893; 11 mars, 10 juin, 8 juillet 1893; 20 novembre 1897; 26 mars, 14 mai, 15 octobre 1898.

— *Arch. de physiol.,* 1896, p. 267.

— *Congrès de Montpellier,* avril 1898.

Courmont et Doyon. — Le Tétanos. Collection « Les actualités médicales », 1899, J.-B. Baillière et fils, éditeurs.

Danysz. — Annales de l'Inst. Pasteur, 1899, n° 2.

d'Arsonval et Charrin. — Acad. des sciences, 25 juillet 1898.

Decroly. — Annales de Pharmacodynamie, 1898, IV, fasc. 5 et 6.

Delvincourt. — Thèse, Paris, 1898.

Dönitz. — Deutsche med. Wochensch., 1897, n° 27.

Etienne. — Rev. méd. de l'Est. Nancy, 1900, XXXII, p. 347.

Farcero. — Gazzetta degli Ospedali e degli Cliniche, 1900, XXI, p. 247.

Fonseca. — Soc. de biol., juillet 1898.

Gedgowd. — Kron. lekaroka-Warszawa, 1900, XXI, p. 165-174.

Goldschreider et Flateau. — Deutsche med. Wochensch., 17 mars 1898.

Haushalter. — Rev. méd. de l'Est. Nancy, XXXII, p. 349.

Innosuke Tsukuky. — Discours d'inauguration de l'Institut d'hygiène de Marbourg, 26 juillet 1900.

Jacob. — Med. News. Philadelphie, 1900, LXXVI, p. 1039.

Jacob (Paul). — La Sieroterapia, 1900, IV, fasc. 3, p. 27.

    — Berliner Klinische Woch., 1900, n° 31, p. 693.

Jully. — Thèse, Paris, 1898.

Kitasato. — Congrès de Londres, 1891.

    — Zeitschrift für Hygiene, août 1892.

Knorr. — Munschne medicinische Wochenschrift, 1898, n° 12.

Koudratjeff. — Centralblatt für Bacteriologie, 1897, p. 407.

Kraus. — Zeitschrift für Heilk. Wien et Leipzig, 1900, N. F., I. p. 96.

Krokiewicz. — Gazeta lekarska. Warszawa, 1900, XX, p. 772-776.

    — Wiener klinische Wochenschrift, 1899, n° 28, et 1900, n° 32.

Landau. — Presse méd., 1898.

Landouzy. — Les sérothérapies, 1897. Carré et Naud, éditeurs.

Lardy. — Rev. de chirur., 10 mai 1896.

Le Dantec. — *Annales de l'Instit. Pasteur*, 1892, p. 851.

Le Dentu. — *Congrès français de chirur.*, 1898.

Lereboullet. — *Gazette hebdomadaire de méd. et de chirur.*, février 1899, n° 13.

Loeper et Oppenheim. — *Archives générales de méd.*, avril 1900.

Lucas. — *Soc. de chir.*, 26 février 1896.

Margnat. — *Thèse*, Paris, 1896-1897.

Marie (A.). — *Annales de l'Instit. Pasteur*, 1897, p. 591.

— *Annales de l'Instit. Pasteur*, 1898, p. 91.

Marinesco. — *Soc. de biol.*, 4 juillet 1896 et 27 juillet 1897.

— *Presse médicale*, 1897.

— *Congrès de Moscou*, 1897.

Marinesco et Chantemesse. — *Presse médicale*, 27 janvier 1898.

Martial. — *Thèse*, Paris, 1892-93.

Metchnikoff. — *Annales de l'Inst. Pasteur*, 1898, p. 263.

Monod. — *Société de chirurgie*, mai 1898.

Moschcowitz. — *Ann. of Surgery*. Philadelphie, 1900, XXXII, p. 416.

Nageotte et Ettlinger. — *Presse médicale*, 1898, p. 146.

— — *Société de Biologie*, 22 janvier 1898.

Nicolas. — *Société de Biol.*, 1893.

Nocard. — *Académie de méd.*, 22 octobre 1895 ; 20 et 27 juillet 1897.

— *Congrès de Moscou*, août 1897.

Péchoutre. — *Thèse*, Paris, 1898.

Pestana. — *Société de biol.*, 1891, p. 511.

Rénon. — *Annales de l'Inst. Pasteur*, 1892, p. 233.

Reuter. — *Munschne med. Wochensch.*, 1900, XLVII, p. 1211.

Rispal. — *Congrès de Montpellier*, 1898.

Roger et Josué. — *Société de biol.*, 19 mars et 26 novembre 1898.

Rollin. — *Thèse*, Paris, 1891.

Roux. — *Congrès de Buda-Pest.*

Roux et Borrel. — *Annales de l'Inst. Pasteur*, 1898, p. 225.

Roux et Vaillard. — *Annales de l'Inst. Pasteur*, 1893, p. 65.

Sanchez Toledo. — *Société de biol.*, juillet 1891.

Sanchez Toledo et Veillon. — *Société de biol.*, 1890.

Sicard. — *Société de biol.*, 12 novembre et 30 avril 1898.

—   *Presse médicale*, 17 mai 1899.

—   *Thèse*, Paris, 1900.

Stadelmann. — *Medico-chirurgical Centralblatt.* Wien, 1900, XXXV, p. 29.

Steuer. — *Centralblatt für die Greuzegebiete der Medizin und Chirurgie*, 1900, Bd. III, p. 172, 261, 319, 349, 445.

Teissier. — *Semaine méd.*, 1893.

Tizzoni. — *Riforma medica*, 1900, I, p. 387.

Tizzoni et Cattani. — *Riforma medica*, 5 juin 1891.

—   —   *Archives ital. de biol.*, mars 1891.

—   —   *Deutsche med. Wochensch.*, 1892, p. 394.

Toussaint. — *Revue méd. de l'Est.* Nancy, 1900, XXXII, p. 349.

Vaillard. — *Société de biol.*, 21 février 1891 et juillet 1891.

—   *Annales de l'Inst. Pasteur*, 1892, p. 224 et 676.

—   *Acad. des Sciences*, 27 mai 1895.

Vaillard et Rouget. — *Annales de l'Inst. Pasteur*, 1892, p. 385.

—   —   *Annales de l'Inst. Pasteur*, 1893, p. 755.

Vaillard et Vincent. — *Annales de l'Inst. Pasteur*, 1891, p. 1.

Violette. — *Thèse*, Paris, 1899.

Vincenzi. — *Deutsche med. Wochensch.*, 1898, p. 534.

—   *Riforma medica*, 1898, p. 435.

Wassermann et Takaki. — *Berliner klin. Wochensch.*, 1898, n°s 21 et 5.

Zeri. — *Bulletin de l'Acad. de méd. de Rome*, 4 juillet 1897.